the detox plan
clearing your body, mind & emotions

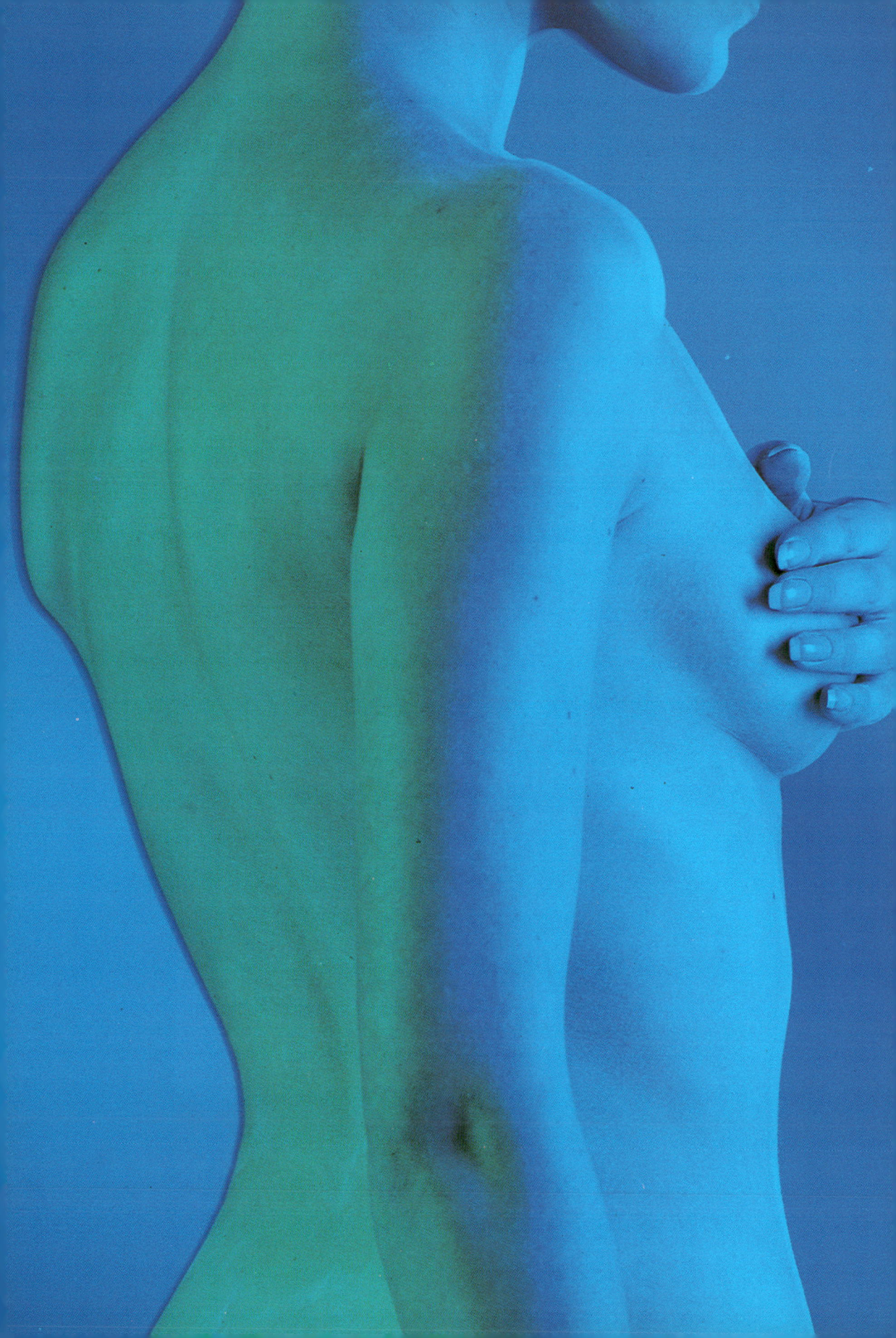

the detox plan
体の毒素を取り除く
――体内浄化の全ての方法が凝縮されたデトックスの決定版――

新装普及版

ジェーン・アレクサンダー 著

竹田 悦子 訳

A Gaia Original

ガイア・ブックスの本は、
"自給自足に生きる地球"というガイアの視点を重んじ、
読者の皆さまが個人と地球の
より良い調和の中で暮らすお手伝いをします。

Editor	Pip Morgan
Designer	Phil Gamble
Photography	Antonio Traza, Iain Bagwell, Paul Forrester
Index/Proofreading	Lynn Bresler
Managing Editor	Pip Morgan
Production	Lyn Kirby
Direction	Patrick Nugent

detox plan

by Jane Alexander

Copyright© 1998 Gaia Books Limited, London
Text Copyright© 1998 by Jane Alexander

All rights reserved including the right of reproduction in whole or in part in any form.

お断り

本書の著者は医師ではなく、従って本書に書かれた見解、処置、提案は、あくまで専門家による医学的・法的助言を補うものにすぎず、それに代わるものではありません。あなたの健康上のあらゆる事項に関しては、医学的監督が必要です。診断もしくは医学的処置を必要とし得る何らかの症状がある場合のみならず、本書の提案を取り入れるにあたってはいかなる場合も、かかりつけの医師の助言・指導に従ってください。

はじめに

　毎朝、はつらつとしてエネルギーいっぱいに目覚め、これから始まる一日を穏やかなリラックスした気分で迎える——夢のようですね。でも、そんなふうに健康で幸せに満ちているのが、私たちの本来の姿です。ナチュラルな状態では、人は喜びと安らぎに包まれ、自分の身体としっかりつながっているものなのです。

　ではなぜ、これほど多くの人が不調を訴えているのでしょう？　ほとんどの場合、犯人は毒素です。今や、どこを向いても毒素だらけ。呼吸する空気、口にする食べ物、飲む水もしかり。アレルギーや過敏症が増えており、その多くが環境汚染、家の中の化学物質、食品中の添加物によるものです。

　毒素の攻撃に悩んでいるのは、身体だけではありません。心もまた、働きすぎ、過剰なストレス、複雑な社会に合わせようとする緊張にあえいでいます。心身に攻撃を受けると、体調が衰え、気が滅入り、心がうつろになります。

　毒素から逃げるなんて無理、抵抗しても無駄、と投げやりに生きる人もいれば、それとは正反対に、海草と断食つづきの味気ない人生を選ぶ人もいます。しかし、その中道を行く方法もあるのです。溜まった毒素を取り除き（デトックス）、だれもが求めるバランスを取り戻すことは不可能ではありません。この本の狙いは、この汚染された世界と、ストレートに、シンプルに、かつ楽しく付き合っていく方法を示すことです。毒素の脅威を現実的な視点で見つめ直し、問題のありかを特定し、一人ひとりがどうすれば余計な毒素を減らしていけるのかを、明確にアドバイスしたいと思います。

　最終章では、自分にぴったりのデトックスプログラムが作れます。毎日の暮らしに易しく組み込める、1ヶ月のプログラムもよし、あるいは週末だけ俗世の垢から逃れるもよし。過敏症、アレルギー、不耐症の人には、犯人を突き止めるためのストレートなアドバイスがきっと役立つことでしょう。

　この本はきっと、あなたの生活を変えるきっかけになります。身の回りに危ないものが増えている今こそ、自分の健康と幸せを自分でコントロールする力を取り戻すのです。さあ、このチャンスに、すっきり爽やかなスタートを切ることにしましょう。

Jane Alexander

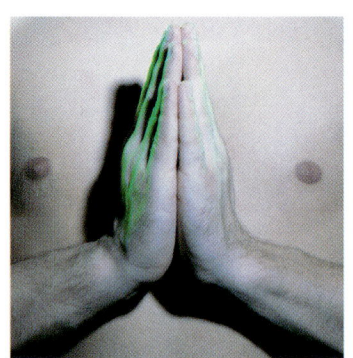

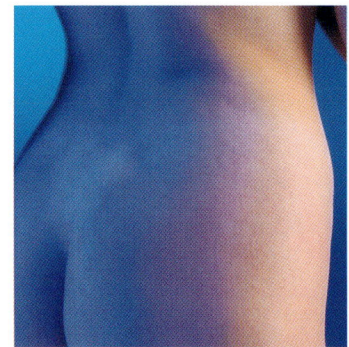

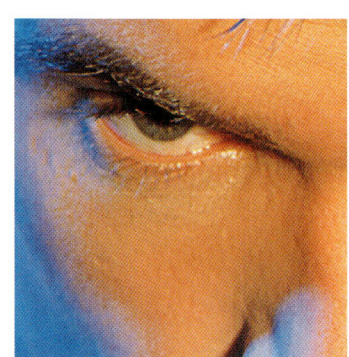

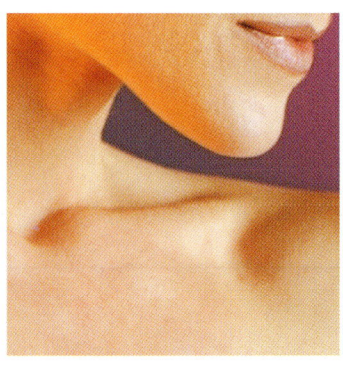

目次

はじめに ·· 5

Chapter One 良いもの、悪いもの、毒になるもの ················ 8
    身体自身が持つ解毒作用
    健康な食事、健康な身体
    きれいな環境、きれいな身体

Chapter Two 身体の汚れを取り除くエクササイズ ················ 28
    呼吸で身体をきれいに
    ストレッチ、ヨーガ、気功、リバウンド運動
    自分に合うのはどんな運動？

Chapter Three ナチュラルに心の汚れを取り除くために ··········· 52
    すっきりとした暮らし
    賢い時間の使い方
    リラクセーション、瞑想、マインドフルネス
    心の汚れを取り除く方法

Chapter Four 上手に毒素を追い出すプログラム ················ 72
    1ヶ月のデトックスプログラム
    週末のデトックスプログラム
    長期的なデトックス

問い合わせ先・資料 ······································ 122

Index ·· 126

Chapter One

良いもの、悪いもの、毒になるもの
The good, the bad, and the toxic

今の世界は、毒素との闘いの場です。まず、食事、住まい、仕事場など自分自身の暮らしを点検し、いったいどこに毒素が潜んでいるのか明らかにするところから、健康を勝ち取るための反撃を開始しましょう。

　そもそもなぜ、毒素を取り除く必要があるのでしょうか。理想的な環境では、私たちの身体は何の助けも借りずに黙々と解毒（デトックス）を行っています。身体は本来、バクテリアやウイルスからショックや恐怖まで、日常出会うあらゆる脅威に対処できるようにできています。問題は、現代世界では処理すべきものが多すぎて、さすがのナチュラルな解毒システムもその負担に耐え切れないという点です。

　それは、まったく大変な負担です。私たちの身体は毎日毎日要らないものを、尿、便、汗、ガスといった形で大量に捨てています。そのいくらかは代謝の残りかす、死んだ細胞、消化による副産物、その他のナチュラルな不要物です。しかし、多くは殺虫剤、食品添加物、薬品、そして汚染された空気とともに吸い込まれる化学物質、さらにごく普通の家庭用品にまで含まれている有毒物質なのです。

　これからこの本では、人間の身体に備わったナチュラルな解毒のメカニズムが、どうすれば最高の状態で働いてくれるかを考えていこうと思います。始めに、体内のユニークな解毒システム、特に肝臓、皮膚、肺、腎臓、腸、リンパ系について、毒素の処理と排泄の仕組みをざっと眺めてみます。次に、健康な食事ときれいな環境がいかに大切かという点を重点的に見ていきます。チェックリストに答えることで、自分なりのデトックスをどこから始めたらよいか分かるでしょう。

　たとえ、チェックリストで高い点数が出ても落ち込むことはありません。あなただけではないのです。これはあくまで出発点。自分のライフスタイルを採点し、問題を明らかにするチャンスです。明らかな問題点をいかに減らすかを考えましょう。なにも仕事を変えたり、これまでやってきた活動をやめたりする必要はありません。ちょっと生活を変えるだけでも大きな違いが生まれるのですから。

> **自分の暮らしの汚染度は？**
>
> 今、あなたの暮らしはどのくらい汚染されているでしょうか？ 生活のどの部分に毒素が多いでしょう？ これらの問いに正直に答えることが、毒素を追い出す第一歩です。

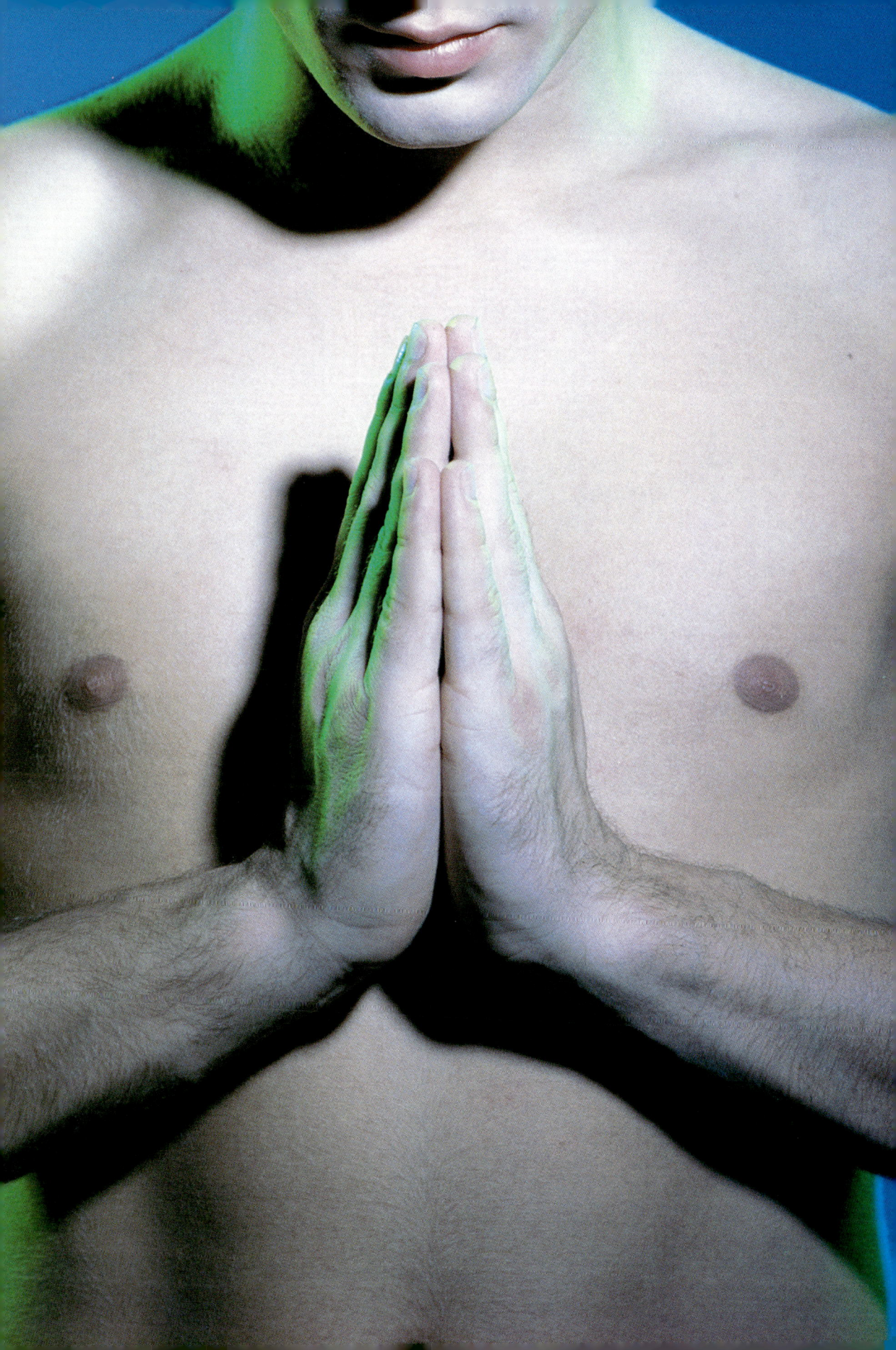

身体自身が持つ解毒作用

　解毒とは、絶え間ない過程です。私たちの身体は、休みなく浄化作用を続けています。役目を終えた分子を追い出し、身体にとっては不要な毒素や代謝の残りかすをせっせと排出しています。同時に、真新しい分子が生み出され、身体にとって不要なものを排出する助けをします。解毒作用は複雑なプロセスであり、それが最高の状態で働いてくれるためには何らかのホリスティックな健康法が必要です。しかし、ここで解毒というドラマの立役者について、少しばかり知っておくのも無駄ではないでしょう。

リンパ系

　これは、体内のごみ収集システムです。リンパ（白血球の一種とタンパク質と脂肪を含んだ乳状の液体）は、ゆっくりと体内をめぐっています。これが多数のリンパ節のどれかを通過する時に、外から入ってきた異物や毒素が取り除かれます。感染の防御を行っているのも、有毒物質が血液中に戻るのを食い止めているのもここです。

肝臓

　肝臓は、体内に入ってくるものほとんどすべてを処理しており、ほうっておけば血液中に溜まってしまう有毒物質（アルコールから殺虫剤まで）を取り除き、血液をきれいにしてくれています。肝臓は吸収した毒素の化学構造を変え、水に溶けるようにし、胆汁（緑がかった茶色の液体）の中に排出します。この老廃物は、胆汁によって肝臓から腸に運ばれ、排泄されます。

肺

　何百万という肺胞によって、ガス交換に必要な約50平方メートルという表面積が確保されます。呼吸すると、酸素が血液に入り、呼吸によって生まれる老廃物（二酸化炭素と水）が取り除かれます。肺はまた、排気ガス中の一酸化炭素、たばこの煙に含まれるニコチン、建材や繊維から出るホルムアルデヒドなど、空気中の汚染物質も処理しています。

腎臓

　腎臓のおもな働きは、血液をきれいにすることと尿を作ることであり、毒素や、タンパク質の分解によってできる老廃物を取り除いてくれています。腎臓はまた、身体の酸性度と水分量の調節を行っており、有用な栄養素を血液中に戻して再利用に回します。

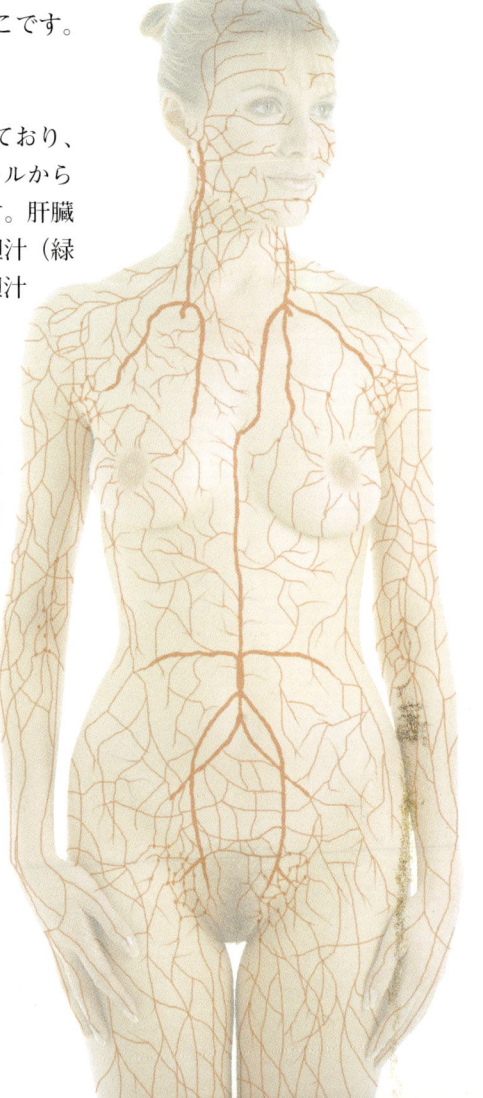

リンパ系
網の目のような、この精緻なリンパ系が体細胞中の体液をきれいにし、毒素を血流に乗せて運び出します。リンパ節の大きさは、大きいもので豆粒ほど、小さいもので針の頭くらいです。

皮膚

　皮膚は体内で最大の器官です。平らに広げれば、およそ1.5平方メートルにもなります。皮膚はすばらしい解毒作用を持っています。汗腺と皮脂腺によって、他の方法では除きようのない毒素を排出することができます。

腸

　腸は食物や水だけを分解・吸収して血液中に取り込み、消化と肝臓の代謝による老廃物を体外に運び出してくれます。消化器官が正常に働いている間は、老廃物は体内からすみやかに運び出されます。しかし、加工食品中心の食事では便秘になりやすく、有害な老廃物が必要以上に長く体内に留まることになります。

解毒システムの不調を示すサイン	
リンパ系	風邪をひきやすい・疲労・むくみ・目の下のくま・脂肪沈着
肝臓	肝臓に負担がかかりすぎている時は、胃部膨満感・吐き気・消化不良・舌苔などの症状が出ます
肺	鼻風邪・鼻水・くしゃみが止まらない・鼻づまり
腎臓	尿の色が濃い・濁る・量が少ない・臭いが強い、排尿時の痛み
皮膚	脂肪沈着・あざやしみが多い・にきび・吹き出物
腸	便秘・ガス

健康な食事、健康な身体

　いったい、よい食べ物とは何でしょうか。何を食べるべきか、専門家の意見もまちまちです。科学的に完璧な栄養バランス食をとるべきなのか、原始人のように何でも生で食べるべきなのか。有機農法による食品を探すべきか、あるいは、そんなことをするのはお金と時間の無駄なのか。ここで、まず考える必要があるのは、私たちはひとりとして同じ人間ではなく、それぞれの身体が求める食事の内容も違うということです。私の身体にぴったりの食事も、あなたにとっては最悪かもしれません。中国では暖かいものしか食べませんが、インドでは生で食べるか、さっと火を通すか、スパイスをたっぷり使うかはその人の心身のタイプに応じて決めます。

　どんな食事が自分に合うかは、試行錯誤によってある程度分かります。自分に合った食べ物や身体が求める調理法というのは、誰でも直感的に知っているものです。

　それでも、どんな専門家もホリスティックな健康法もほぼ一致して認める指針とでも言うべきものはあります。これは、よい食べ物の基本原則と言っていいでしょう。これに従えば、身体が喜ぶのは間違いありません。

健康な食事のための指針

　まず、何より積極的になりましょう。新鮮な食べ物を買って、料理をしましょう。可能なら、有機栽培された野菜や果物・自然飼育による肉を選びます。有機食品でないものは、長持ちさせたり、新鮮に見せるための処理が施されていると考えましょう。有機栽培以外の野菜や果物は、必ず皮をむいて表面についた薬品を落とします。新鮮な魚もヘルシーな選択です。ただし、近海ものは汚染が心配ですが……。生の素材は時間や手間がかかりそうですが、それも工夫次第です。焼く、茹でる、炒める、蒸すなど、どれも手早くできる方法です。また、地元で獲れたものを選びましょう。そのほうが、新鮮でおいしそうに見せるための加工や添加物に頼ることが少ないからです。

　また、できるだけ旬のものを食べましょう。ナチュラルなペースで育てられ、収穫された食べ物は、栄養や生命力の点でも最高なのです。季節はずれの食べ物は、余計な肥料や農薬

健康な食物
地元で有機栽培された新鮮な食物には、農薬があまり含まれません。加工食品、インスタント食品、ダイエット食品、菓子類やソフトドリンク類には多くの保存料、着色料、その他の添加物が含まれています。

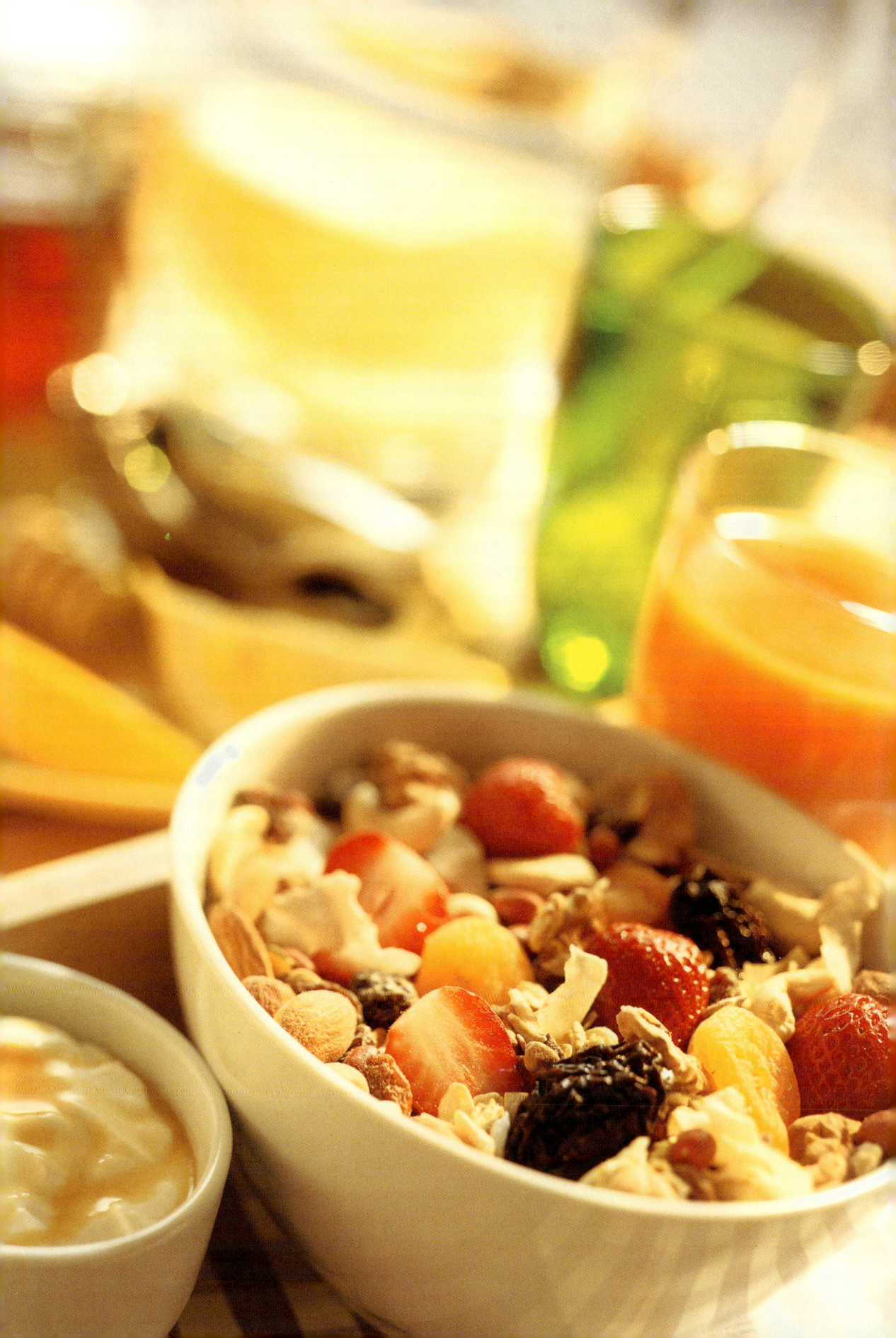

チェックリスト1：食べ物と飲み物

理想の環境なら、スコアは限りなくゼロに近づくはずです。でも、そんな環境に住んでいる人などいません！ 5ポイント未満なら、あなたの身体が処理できる範囲です——健康そのものというわけにはいきませんが。5ポイントから10ポイントだと身体に負担をかけており、毒素の影響（アレルギー、疲労感など）が慢性的に現れているはずです。10ポイントをこえる人はからだに相当無理がかかっていますから、今すぐ真剣に食生活を見直すべきです。

1. コーヒーや紅茶をよく飲みますか？　　はい☐　いいえ☐
2. 1日にワインならグラス2杯、ビールなら約1リットル、蒸留酒ならダブルで1杯以上飲みますか？　　はい☐　いいえ☐
3. 出来あいの惣菜やインスタント食品を週に1回以上食べますか？　　はい☐　いいえ☐
4. 加工食品（缶詰、冷凍、乾燥、調理済など）をよく食べるほうですか？　　はい☐　いいえ☐
5. 薫製食品（ベーコン、スモークチーズ、加工肉など）をよく食べますか？　　はい☐　いいえ☐
6. 料理や食事の際に塩を使いますか？　　はい☐　いいえ☐
7. 砂糖、お菓子、チョコレートをたくさん食べますか？　　はい☐　いいえ☐
8. 「ダイエット食品」や人工甘味料を使いますか？　　はい☐　いいえ☐
9. 有機農産物以外の果物や野菜、肉などをよく買いますか？　　はい☐　いいえ☐
10. 加工された肉製品（ハンバーグ、ソーセージ、ミートパイなど）をよく食べますか？　　はい☐　いいえ☐
11. 週に1回以上、揚げ物を食べますか？　　はい☐　いいえ☐
12. 炭酸入りの清涼飲料水をたくさん飲みますか？　　はい☐　いいえ☐
13. 週に1回以上、ファストフードを食べますか？　　はい☐　いいえ☐
14. よく（月に1回以上）バーベキューをしますか？　　はい☐　いいえ☐
15. 赤肉を週に1回以上食べますか？　　はい☐　いいえ☐

合計　☐☐　　☐☐

や殺虫剤のお世話になっています。「ベビー」とか「ミニ」とかつく野菜も、農薬漬けと考えたほうがよいでしょう。

　それから、赤肉、高脂肪の乳製品、飽和脂肪を減らしましょう。食塩の摂取を抑えることも大切です。調理の際も食卓でも、塩は一切使わないことにします。その代わりに、ハーブやスパイスを使ったり、ナチュラルな塩味を持つセロリを使うとよいでしょう。

　できる限り、添加物・着色料・保存料を含んだ食品を避けましょう。これはつまり、缶詰・フリーズドライ・紙パック入りの食品、そして出来あいの惣菜やファストフードなど、すべての加工されたお手軽なジャンクフードを避けるということです。こうした食品はおいしいし、つい使いたくなりますが、まさに人工の添加物まみれ。ぜんそくやアレルギーに悩む人は、特に添加物に用心しなければなりません。また、子どもにも危険が大きいので注意を要します。食事に気をつけ、加工食品をメニューから追放しましょう。こうした加工食品を完全にやめるか、とる量を大幅に減らすだけでも、健康と安全への大きな一歩になります。

　薫製の肉や魚は避け、ソーセージと加工肉を一切絶つこと。これらには大量の添加物や発がん性物質が含まれているからです。

　「ダイエット食品」には人工甘味料などの添加物が含まれていることが多いので、気をつけましょう。痩せたい人は、新鮮な野菜、脂肪の少ない肉、木の実、豆類を中心にした低脂肪の自然食によるダイエットがお勧めです。これなら健康を損なうことなく体重を減らせます。

　お菓子は食べないか、ほんの少しにしましょう。お菓子にはたいてい、着色料、保存料などの添加物がたくさん入っています。困ったことに、子どもには特によくない影響を及ぼします。どぎつい色のついたお菓子やジュースは、しばしばハイパーアクティビティ（行動過剰症）やアレルギーの原因になるのです。

遺伝子組み換え食品

　遺伝子組み換え食品がどれだけ出まわっているのか、総量はまったくつかめません。専門家によると、遺伝子組み換え（特定の品質を改良するために遺伝子の構造を変えること）は純粋な科学とは言えず、結果が予測できないといいます。

　遺伝子組み換え食品は喘息や皮膚の疾患を誘発するのではないかという説もあります。魚のアレルギーの人が何も知らずにイチゴに生クリームをかけて食べていたら、実はそのイチゴが耐寒性を増すために北極海のカレイの遺伝子で操作されていたなどということが起こり得るわけです。遺伝子組み換え食品については、すべてがはっきりするまで、とにかく食卓に載せないのが当然の選択でしょう。

食品中の殺虫剤

有機農産物を除けば、ほとんどすべての農作物に何らかの殺虫剤が使われています。その多くは健康をむしばむものです。発がん性（がんの原因になる）や突然変異性（細胞の突然変異を起こす）のあるものもあります。また、催奇形性（先天的欠損の原因になる）を持つものもあります。

毎年20万人以上の人が殺虫剤の中毒によって命を落としているといいます。最近の報告によると、妊娠中に農薬を扱った女性は扱わない妊産婦と比べ、流産する率が3倍近くなることが分かりました。1993年のある研究によると、殺虫剤として悪名高いDDTの体内残留濃度が高い女性は、他の女性に比べ、乳がんになる率が4倍も高くなるそうです。それでも、私たちは農作物に殺虫剤をかけるのをやめないのです。

放射線照射食品

　放射線照射は食品の鮮度を保つ画期的な方法として持てはやされています。簡単に言えば、食品に放射線を当ててバクテリアの増殖を止めるのです。正しく行えば、食品の放射能を高めることはほとんどありませんが、化学変化が起こるのは避けられません。

　放射線照射によって食品の分子は分解され、それが再び結合すると新しい分子や新しい化学物質が生まれます。こうして生まれる物質を放射性分解生成物（RP）と呼び、特異的放射性分解生成物（URP）は、照射食品以外の自然界には存在しないものです。こうした物質については厳しい試験も行われず、生成される量がきわめてわずかだから害はなかろうといって片づけられています。しかし、ほんとうに安全と言い切れるでしょうか？

カフェイン中毒

朝、眠気をさますためにコーヒーに頼る人は少なくありません。また、一日中、なんの気なしに紅茶や炭酸飲料を飲んでいます。しかし、こうした飲み物には、強力な中毒性のあるカフェインが含まれています。カフェインは副腎を緊張させ、全身を不自然な覚醒状態に置きます。カフェインへの依存を断ち切るのは割に簡単です。しかし、やめて2、3日は頭痛や偏頭痛が起こったり、イライラを感じたりすることもあるでしょう。完全にやめるのが無理なら量を減らすことです。飲む回数を減らす、何回かはハーブティーやコーヒーの代用品に変える、炭酸飲料のかわりに水か果汁を飲む、など方法はいろいろあります。それによって、気分が明るく落ち着いて、すっきりします。

健康に欠かせない水の力

　私たちの身体のなんと70〜75％は水でできています。新鮮できれいな水をたっぷり飲むことは、健康のためにできるきわめて大切な習慣です。水は、皮膚と腎臓の解毒作用を助け、肝臓を刺激し、汚れを洗い流してくれます。そればかりか、水は便を軟らかくし、すみやかに腸を通過させることによって有毒物質の排出を助けます。理想を言えば、新鮮な水を毎日2リットルくらい飲みたいところです。アーユルヴェーダの医師は、水を暖めて飲むのを勧めています。そのほうが、アーマ、つまり、有害な老廃物の排出が早まるからです。水を5分間沸騰させたものを魔法瓶に入れ、1日中いつでも飲めるようにしておくとよいでしょう。

きれいな水

　水は命に欠かせないものですが、悲しいことに私たちの口に入る水はそれほどきれいではありません。いつも使う水を浄化し、汚染物質を減らす方法をいくつか紹介しましょう。

☐ 可能なら、逆浸透膜方式と活性炭を組み合わせた浄水器を買いましょう。これひとつで家全体の給水がまかなえます。
☐ ずっと安価で効果もあるのは、活性炭フィルターが付いていて冷蔵庫に入れておけるプラスチックの水差を使うという方法です。しかし、このやり方では硝酸塩や、鉄・鉛・銅など水中に溶けた金属は除去できません。
☐ 浄水器を通さないなら、思い切り熱いシャワーはやめ、ぬるめのお風呂か、冷たいシャワーにします。熱いシャワーにすると水中の汚染物質が噴霧状になり、シャワー付近の湯気を吸い込むだけで、その水を全部飲んだ場合の10倍の有毒物質を吸収することになるといいます。
☐ 水は蒸留すれば、多くの汚染物質を除けるのは確かですが、トリハロメタンなど沸点が水に近い物質は取り除けません。また、蒸留水はバクテリアが繁殖しやすいので、長期保存には向きません。
☐ 瓶詰めの水なら安心と思いがちです。しかし、中には1ミリリットルあたりのバクテリアの数が1万という銘柄もあるとの調査結果もあります。選ぶなら、ペットボトルではなく、ガラス瓶入りのものを。

食物に対する過敏症、アレルギー、不耐症

　アレルギーと過敏症が増えています。今、子どもの4人にひとりが重いアレルギーを持ち、それは1940年代と比べ、実に400〜500％の増加です。大人の50％程度が何らかの食品に対する不耐症やアレルギーを抱えています。ぜんそくの広がりだけとっても、20年ごとに倍増の勢いです。この異常な数字の説明としてはいろいろ言われていますが、環境の汚染が少なからず関係しているのは間違いありません。汚染と、ぜんそくや花粉症の発生率が高いこととの関連が指摘されています。また、多くの人にとって、アレルギーと食事の内容は直接関係しています。さらに多くの人が、食品中の添加物に対して強い過敏性を示します。自分がどのような食物過敏症を持っているかを知ることで、アレルギー症状の多くが軽くなったり完全に消えてしまうことさえあるのです。

　食物アレルギーには基本的に2種類あり、それぞれ即時型と遅発型と呼ばれます。即時型の食物アレルギーは、その場でしばしば激烈な反応を起こすもので、ピーナツ、貝類、卵などで起きるのが典型的な例です。自分が即時型の食物アレルギーを持っていて、それに気づかないということはまずありません。遅発型の、つまり隠れた食物アレルギーは、一般に不耐症と呼ばれており、これは反応が比較的穏やかで特定の食品との関連が見出せないことも多いために、発見が難しいアレルギーです。

　第4章で詳しく扱う1ヶ月のデトックスプログラムで、自分がどんな不耐症を持つかをつきとめることができるでしょう。このプログラムでは、よく問題になる食品——小麦、乳製品、砂糖、コーヒー、紅茶、アルコール、加工食品中の添加物——を絶ちます。プログラムの終わりに新しい食品を徐々に加えていくと、前からあった症状が蘇ってきたり、頭痛、動悸、発疹、不安の発作などが起こることがあります。その場合は、その食品を食事から除き、症状が改善するか見ます。

　1ヶ月のデトックスプログラムを行った後でも、不耐症の問題が何で起こるのかつきとめられなかった人は、経験のあるプラクティショナーの援助を受けるべきです。かかりつけの医師、自然療法医、栄養セラピストなどに相談しましょう。

アレルギーを起こす食品
乳製品、小麦、卵、木の実、貝類などは、食物過敏症、アレルギー、不耐症などの問題を起こすことのある代表的な食品です。

チェックリスト２：食物過敏症

ここにあげた症状はどれも、食物アレルギーや過敏症の徴候である可能性があります。慢性的にこうした症状が見られるならば、食べ物が原因かもしれません。問題の原因が特定でき、それを食事から除けば、嘘のような効果が現れることもあります。ある特定の食品が激しいアレルギーを起こすなら、それを今後一切口にしてはいけない場合もあります。しかし、多くの人は脱感作療法を行えば、原因食物を再び口にできるようになります。

◎**注意**：重い、または慢性的な症状がある場合は、必ず医師に相談してください。

1. くしゃみ、鼻水、花粉症、副鼻腔炎などがありますか？　　はい☐　いいえ☐
2. 朝、目覚めた時、だるさ、倦怠感、深い疲労感をよく覚えますか？　　はい☐　いいえ☐
3. 歯茎の痛みや荒れ、出血、口内炎、舌の表面の荒れなどがありますか？　　はい☐　いいえ☐
4. 眼の下にくまができていますか？　また、あざができやすい方ですか？　　はい☐　いいえ☐
5. 頭痛や偏頭痛、めまいによく悩まされますか？　　はい☐　いいえ☐
6. いらいらしたり、緊張したり、攻撃的になったり、興奮したりしやすいですか？　　はい☐　いいえ☐
7. 落ち込んだり、混乱したり、よく物忘れをしますか？　　はい☐　いいえ☐
8. 極端に太りすぎ、あるいは痩せすぎていますか？
   または、常に体重の増減を繰り返していますか？　　はい☐　いいえ☐
9. 湿疹、じんましん、乾癬(かんせん)、にきびがありますか？　　はい☐　いいえ☐
10. あるものを食べたり、飲んだりすると気分がよくなりますか？　　はい☐　いいえ☐
11. 特定の食べ物が無性に欲しくなる、あるいは過食傾向がありますか？　　はい☐　いいえ☐
12. お腹が張る、ガスが溜まる、消化不良などがありますか？　　はい☐　いいえ☐
13. 便秘か下痢をしていますか？　　はい☐　いいえ☐
14. 息をするのにぜいぜい音がしたり、息が切れたりしますか？
    ぜんそくがありますか？　　はい☐　いいえ☐
15. 眠れない、夜中に目が覚めるなど、睡眠障害がありますか？　　はい☐　いいえ☐
16. 筋肉の痛みや痺れはありますか？　　はい☐　いいえ☐
17. 性欲が衰えていますか？　　はい☐　いいえ☐
18. 生理痛や生理不順がありますか？　PMS（月経前症候群）がありますか？　　はい☐　いいえ☐
19. よく涙が出たり、眼のかゆみを感じますか？　光がひどくまぶしく感じますか？　　はい☐　いいえ☐
20. 動悸、高血圧または低血圧、胸の痛みなどの問題がありますか？　　はい☐　いいえ☐

合計　☐☐　☐☐

きれいな環境、きれいな身体

さあ、今度はわが家の点検です。おそらく皆さんにとって家は、厳しく危険な外の世界から身を守ってくれる場所のはず。ところが、悲しいかな現実には、家そのものが有毒物質の巣くつになることもあるのです。最近の報告によると、私たちは家の中で300種類もの揮発性有機化合物にさらされているといいます。アメリカでは、環境保護局は、毎年がんによる死亡のうち数千を、室内空気汚染によるものと推計しています。知らないうちに私たちの家の中に入り込んでくる大量の化学物質のしわざというわけです。

室内の空気を汚すものの中は、ほこりや煙、空気中のバクテリアはもちろん、塗料、クリーナー、溶剤、染料、接着剤、家庭用スプレーなど、私たちが毎日、家の中をきれいに住みやすくするために使っている製品までが含まれます。新しいカーテンやカーペットから出るホルムアルデヒドガスは強い毒性を持ち、健康に重大な被害を及ぼします。家屋の断熱材は、時にはアスベストなどの人工繊維を、私たちの呼吸する空気の中にまき散らします。合板やファイバーボードでできた家具や調度からも有害な化学物質が出ている場合があり、またテレビや冷蔵庫、電気毛布から出る電磁波も健康に害をもたらす恐れがあります。

家全体を見回してみると、思いもよらないところに有毒物質が潜んでいることが分かります。しみのつかないカーペット、安い合板の家具、カビの生えない壁紙といった、かつては夢のようだった製品が、今、家中にあふれ、危険の温床となっているのです。

新たな住宅の危険

住宅や家具は新しければ新しいほど、汚染の程度も高いと考えるべきです。

☐ 屋根に使う木材には有毒な液体で処理したり、健康に害のある断熱材を使ったものがあります。
☐ 中空壁には、ホルムアルデヒドを出すウレタン断熱材が入れてある場合があります。
☐ 塗料は、トルエン、キシレン、ベンゼン（どれも人体に有害な恐れがある）などの溶剤を放散しており、防カビ剤として水銀（脳障害を起こす恐れがある）を含んでいる場合があります。
☐ 床全体に敷き詰めるタイプの化繊カーペット（および、その下張りやクッション材）からは、ベンゼン、ホルムアルデヒド、トルエン、ザイレン、スチレンなどが出ることがあります。
☐ 家具の表地やカーテンで化繊のものは、塩化ビニール、スチレン、ホルムアルデヒドなどの有害な化学物質を放出することがあります。
☐ 比較的古い住宅だと、鉛を多く含んだ塗料が使われていることが

喫煙

ニコチンは強力な薬物で、強い依存性があるため、タバコをやめるのが実に難しいのは当然です。しかし、もしやめることができたら、自分の身体にとってこれ以上の贈り物はありません。でも、どうすればやめられるでしょうか。まず、自分は何がなんでもタバコをやめたいと心に誓うことです。家族や友人に援助を求めましょう。また、専門家の支援も仰ぎましょう。
さまざまな形のホリスティックな健康法も効果があります。催眠療法は、自分がニコチンに依存するに至った理由に焦点をあてるので非常に効果的です。鍼はニコチンの禁断症状をなくす、あるいは和らげる効果があり、またホメオパシーも禁煙に効果があります。

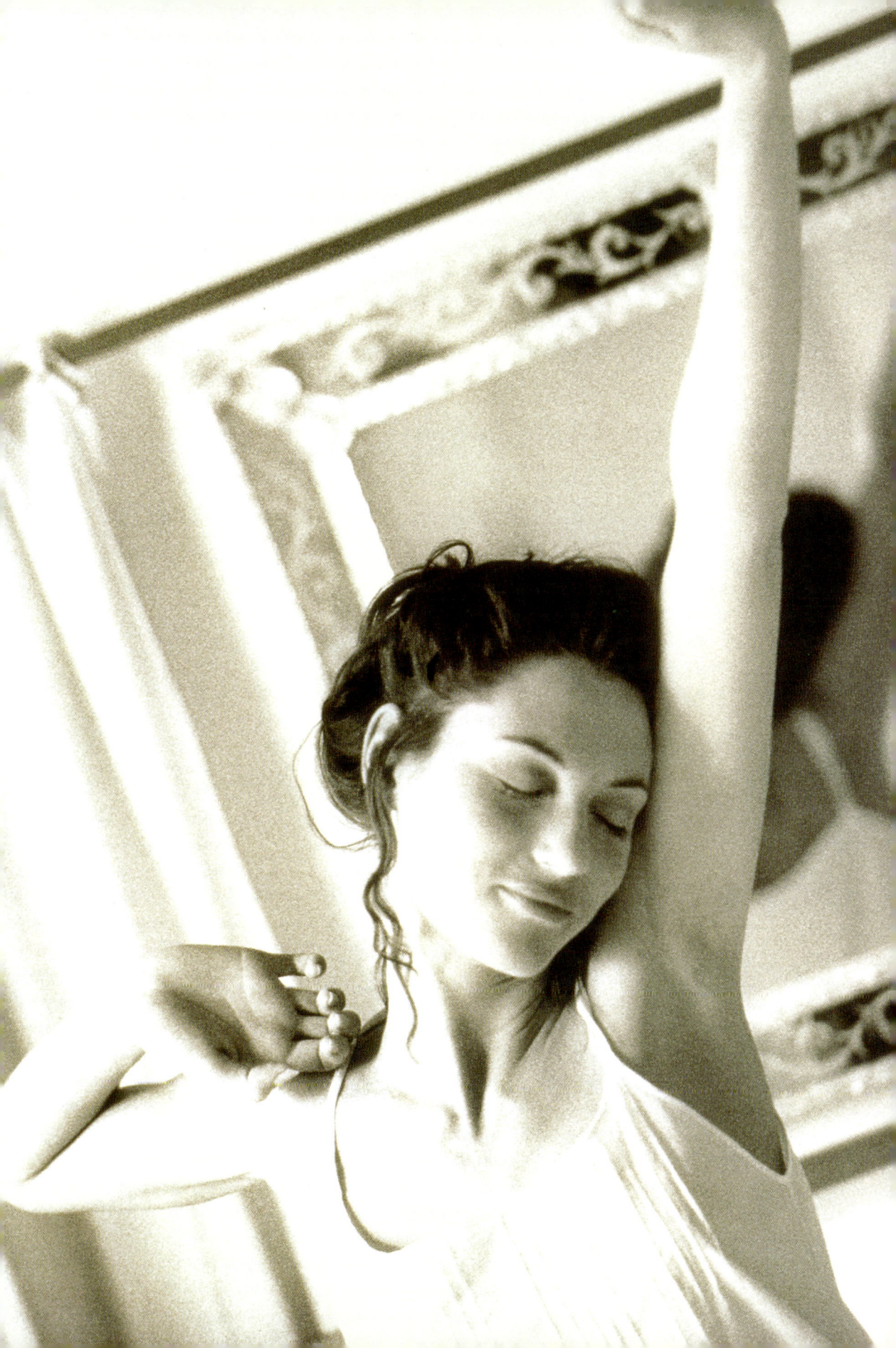

チェックリスト3：あなたの居住環境

1から5は、あなたの家を取り巻く環境についての質問です。ここでひとつでも「はい」という答えがあるなら、外部から相当汚染されている恐れがあります。定期的なデトックスで身体をできるだけ健康に保ちましょう。5に対する答えが「はい」ならば、自宅のラドン濃度の測定を受けたほうがよさそうです（参照→26頁）。6から12は、家に使われている建材、内装、家具についての質問です。ここで「はい」がいくつかある場合は、かなり本腰を入れて、体内に蓄積された毒素を減らすよう努力する必要があります。13から16の答えが「はい」なら、あなたは自分が毎日使っている製品で家の中を汚染してしまっているかもしれません。

1. 自宅から1マイル（約1.6キロ）以内に幹線道路か高速道路がありますか？　　はい☐　いいえ☐
2. 自宅から半マイル（約0.8キロ）以内に高圧電線が通っていますか？　　はい☐　いいえ☐
3. 定期的に農薬が散布される地域に住んでいますか？　　はい☐　いいえ☐
4. 航空機の航路の真下か近くに住んでいますか？　　はい☐　いいえ☐
5. 花崗岩、頁岩（けつがん）、堆積岩の多い地域に住んでいますか？　　はい☐　いいえ☐
6. 中空壁に断熱材を入れたものを使っていますか？　　はい☐　いいえ☐
7. 配管は20年以上前のものですか？　　はい☐　いいえ☐
8. 過去5年間に自宅の防虫処理または防腐処理をしたり、新しい木材を入れたりしましたか？　　はい☐　いいえ☐
9. 古い塗装（20年以上）がたくさん残っていますか？または、最近、家の塗り替えをしましたか？　　はい☐　いいえ☐
10. 最近、新しい化繊カーペットかビニール製のフロア材を貼りましたか？　　はい☐　いいえ☐
11. カーテンやクッションで表面が化繊のもの、特に「防汚加工」の製品を使っていますか？　　はい☐　いいえ☐
12. パーティクルボード、ファイバーボード、ベニヤ板、MDFが家の中にたくさんありますか？　　はい☐　いいえ☐
13. 衣服をよくドライクリーニングに出しますか？　　はい☐　いいえ☐
14. 家の中や庭でよく殺虫剤を使いますか？　　はい☐　いいえ☐
15. 漂白剤、合成洗剤、家庭用洗剤、殺菌剤をたくさん使いますか？　　はい☐　いいえ☐
16. 合成の（特にエアゾールタイプの）芳香剤を使いますか？　　はい☐　いいえ☐

合計　☐☐　☐☐

あり、これはきわめて毒性の強いものですし、また、健康に重大な危険をもたらすことで知られるアスベストが使われていることもあります。アスベストは温水やスチームの配管、ダクト、暖炉などの断熱材として使われていることがあります。また、壁の断熱材、屋根材、外壁材にも見られます。1960年代、70年代には、なんとカーテン地にまで使われていました。

家の中の目に見えない危険

私たちが料理や暖房に使う燃料（ガス、パラフィン、灯油、炭、薪）は、すべて有害な副産物を出して家の中の空気を汚します。これらが室内に蓄積すると危険なレベルに達することがあり、特に壁や天井に断熱材を入れた「高断熱・高気密」の住宅に住んでいる場合はなおさらです。そうした住宅は暖かくて快適でコストも安く済みますが、室内の空気が1日に2回しか入れ替わりません。自然換気が少なくともこの3倍は起こらなければ、適切なレベルと言えません。有害な煙やガスが室内を循環し、私たちはそれを吸い込んでしまいます。

ガスのコンロやボイラーは、大量の一酸化炭素、二酸化炭素、一酸化窒素、二酸化窒素と、少量ですがホルムアルデヒド、二酸化硫黄（亜硫酸ガス）、その他の副生成物を出します。

携帯用のパラフィン（灯油）やガスのヒーターには換気装置がないため、特に危険です。炭や薪が静かに燃える昔懐かしい暖炉の火さえも、汚染物質、特に一酸化炭素を家中にまき散らす元凶になります。大半は煙突から出ていきますが、煙突の掃除が不十分だったり、ひびが入っていたりなどで排気の効率が悪いと、有毒ガスがリビングルームに逆流してくることがあります。さらに、信じがたいことですが、薪を燃やした時に出る煙には発がん性の疑いがあるのです。

危険な家庭用洗剤

ここまでは、家の建材そのものや家具などに潜む危険性ばかりを取り上げてきました。けれど、この他にも私たちが好んで買い物袋に入れて持ち込む毒物があるのです。家庭用洗剤です。新しい床磨き剤、洗剤、繊維・カーペット用の洗剤、脱臭芳香剤、オーブン用洗剤のおかげで、家中をいつもきれいにしておく仕事は昔と比べ、格段に楽になりました。しかし、そうした洗剤類は汗水たらして掃除する手間を省いてくれるかわりに、人と環境に害を与えかねない毒物をもたらしたのです。多くが潜在的に危険なVOC（揮発性有機化合物）を含んでいます。こうした物質は気化して空気中に広がりますが、それは有毒なこともあり、はっきりした刺激性があるも

電磁波

電気器具はすべて電磁波を出しています。家電製品（テレビ、パソコン、電子レンジ、ヘアドライヤーなど）から出る電磁波（EMF）は低レベルですが、不眠症、高血圧、不安、健康障害の原因になり得ると指摘する研究があります。また、アレルギー反応、頭痛、吐き気などを引き起こすこともあると言います。

電気器具の使用は必要最低限にし、使わない時はスイッチを切っておきましょう。特に寝室には電気器具を置かないようにします。テレビを見ながら、あるいはコンピューターをつけたまま寝てしまうのは絶対やめましょう。

のも多いのです。エアゾール式のものは、身体に悪い刺激性物質を噴霧状にするので、それが呼吸によって肺に入ったり、皮膚から入ったり、あるいはその両方から入ったりと、非常に吸収されやすくなっています。

　解決の鍵は、掃除の仕方をもっとシンプルにすることです。こんなにたくさんの進んだ化学製品を使う必要はないのです。化学製品に頼った家事に代わる、シンプルでナチュラルな方法がいくらでもあるはずです。また、健康用品店や一部のスーパーでも、今、健康を守ってくれるだけでなく環境にもやさしい「グリーン」な商品を置いているところが出てきました。

家庭用・園芸用の殺虫剤

　おそらくどこの家にもある、もっとも危険な物質は、有害生物を殺すという目的のために作られた化学物質です。この「有害生物」には、多くの虫の他に哺乳類も若干含まれます。蠅、蜂、アブラムシ、ハツカネズミ、ドブネズミ、ナメクジ、時には鳥までも。どんな動物による被害でも、また何種類かの動物が相手でも、それに合わせた農薬、殺虫剤、散布剤やスプレーがあって、問題をすっきり解決してくれます。

　それこそ何百という家庭用・園芸用の殺虫剤や農薬が市場に出回っていて、そのほとんどは野生生物が築いたナチュラルな秩序を乱す強力な化学成分を含んでいます。多くは私たちの健康にとっても脅威となるものです。たとえば、害虫防除のための製品は、頭痛、風邪のような症状、湿疹、目や喉の痛みなど、刺激やアレルギー反応を起こすことがあります。時には毒性の非常に強いものもあり、私たち人間とペットのいずれか、あるいは両方の命を奪う力を持っています。人や動物に、がん、突然変異、先天的欠損を起こし得るものもあります。

役に立つ植物

環境の中にある毒素と付き合う、シンプルで効果的、かつ気持ちのいい方法は、自宅と職場を観葉植物でいっぱいにすることです。NASAの注目すべき研究によると、ある種の植物は実際にホルムアルデヒド、ベンゼン、トリクロロエチレンなどの空気中の汚染物質を除去する働きを持っていると言います。ゴールデンポトス（*Scindapsus aureus*）、ネフサイティス(*Syngonium podophyllum*)、ムラサキツユクサ(*Chlorophytum elatum vittatum*)は、どれも化学汚染物質をかなりの程度取り除いてくれます。フィロデンドロンはさらに効果が高いという研究もあります。

チェックリスト４：あなたの職場の環境

１から４の点数が高いとすると、あなたの職場がいわゆる「シックビル」であるか、あるいはあなたはその環境に対して特に感受性が高いのかもしれません。問の６から10は、職場にかかわる問題をさらに取り上げました。残念ながら、これらは避けがたい問題ですが、自分を守るための対策は立てられます。問の11から13では通勤や移動の影響を考えます。ここで点数が高いなら、その分、毒素の負担を負っています。最後の２つの質問は、職場では忘れられがちな心の毒素についてです。仕事上のストレスが極端に大きいなら、緊張と不安を処理するテクニックを身につけましょう。

1. 何らかの不快な症状が、職場を離れると解消し、職場に着くとまた起こりますか？　　はい☐　いいえ☐
2. その症状はヒーターやエアコンをつけると悪化しますか？　　はい☐　いいえ☐
3. 新しいオフィスに移ったり、職場で改装や改築したりした時から、または、保温・断熱材などが入った時から具合が悪くなりましたか？　　はい☐　いいえ☐
4. その症状は、寒い時期に窓を閉め切っている時にひどくなりますか？　　はい☐　いいえ☐
5. 仕事で、有害な化学物質やその副産物を扱うことがありますか？　　はい☐　いいえ☐
6. 業務用の合成洗剤、クリーナー、ペンキなどをたくさん使いますか？　　はい☐　いいえ☐
7. １日に１時間以上、仕事でコンピューターを使いますか？　　はい☐　いいえ☐
8. あなたのいる場所の近くで、コピー機、コンピューター、プロセッサーなど、たくさんの電気・電子機器が動いていますか？　　はい☐　いいえ☐
9. 職場で周囲の人はたばこを吸いますか？　　はい☐　いいえ☐
10. 蛍光灯の下で働いていますか？　職場にはナチュラルな照明はありませんか？　　はい☐　いいえ☐
11. 仕事で長距離（１日100キロ以上）の運転をしますか？　　はい☐　いいえ☐
12. 飛行機、特に長距離の飛行機によく（年に３回以上）乗りますか？　　はい☐　いいえ☐
13. 都市の中心部を通って通勤していますか？　　はい☐　いいえ☐
14. あなたの仕事は非常にストレスが多いですか？不安やパニックに襲われることがありますか？　　はい☐　いいえ☐
15. 朝、仕事に行きたくないと思いますか？　　はい☐　いいえ☐

合計　☐☐　　☐☐

自分の家を安全にするには

　ここで点数が高かったからと言って、がっかりしないでください。ほとんどの近代家屋は少なからず毒素にまみれているものです。けれど、危険がどこに潜んでいるかさえ分かれば、シンプルな方法でそれを最小に、あるいはゼロにすることもできます。

☐ 家の換気をよくしましょう。毎日朝晩、最低15分ずつ窓を全部開けます。キッチンやお風呂場の換気扇も使いましょう。

☐ できるだけ、増改築の際には毒性のない建材を選びます。内装や家具も、危険な化学薬品で処理されていないものを選びましょう。

☐ ヒーターやボイラーの類は定期的に点検整備を行い、一酸化炭素の漏れを抑えます。暖炉の火を楽しみたい場合は、煙突の中をこまめに掃除し、使用中は部屋の換気をよくしましょう。

☐ 鉛を含んだ古い塗装やアスベストは、専門の業者に頼んで取り除いてもらいましょう。決して素人のあなたが自分でなんとかしようと考えてはいけません。

☐ ドライクリーニングから戻ってきた衣類は2、3時間外気にさらしてから、洋服だんすにしまいます。

☐ イオン生成器、空気清浄器、またはイオン式空気清浄器を買いましょう。特に、22ページのチェックリストの6から12に「はい」と答えた人は必要です。

☐ 家庭用の浄水器をつけましょう。

☐ 蛍光灯をやめましょう。典型的な症状に、吐き気、目の疲れ、頭痛、抑鬱、時にはパニックがあります。白熱球に替えましょう。SAD（季節性情動障害）に悩む人には特に重要です。

ラドン

　ラドンは天然の放射性ガスで、床や壁の隙間などから室内に浸入します。肺の組織を壊し、このために英国だけで毎年2,500人が亡くなっています。

　英国内の地方自治体や環境保健団体からラドン障害の認定を受ければ、治療費の助成が受けられます。床下にコンクリートスラブを入れてラドンの屋内侵入を防ぐ、床下に換気扇をつけてガスを排出するなどの方法があります。

ジオパシックストレス

　地中深い水脈や、大きな鉱床、地球深部の地層の乱れなどから生じる異常な磁場が、ジオパシックストレス（GS）の原因になります。奇異に感じるかもしれませんが、GSは偏頭痛からがんまで、悪夢から離婚までの誘因になり得るのです。

　ドイツでは1920年代から研究されており、深刻に受け止められています。実験によると、地下水で育てるとバクテリアの増殖に異常が見られるとか、病原菌を接種したマウスを地下水脈の上に置くと発病が早まるといった結果が出ています。現在、ドイツとオーストリアでは家を建てる前に建築業者が敷地のGSを調べますし、多くの業者は通常の業務として、新しい建物が「悪い」エネルギーの通り道になっていないという保証を行っています。

　しかし、あなたの家がGSの影響を受けているとしても、必ずしも健康に被害が出るわけではありません。GSは地中を通って細い筋状、または小さな渦状に上がってきますから、影響を受けるとすれば、寝ている場所や一日中座っている場所がちょうどその通り道に当たっているような場合だけでしょう。

ジオパシックストレス（GS）を検知する

自分の家がジオパシックストレスの影響を受けていないか心配なら、自分で調べる方法があります。

- あなたや家族の誰かがいつも疲れていたり、調子が悪かったりしますか？　何をするのもしんどいということは？　すぐに落ち込んだり、いらついたりしますか？　いつも風邪のような症状があり、病気や痛みに対する治療がまったく効果がありませんか？　子どもが理由もなく破壊的になったり態度が悪くなったりしますか？
- GSは細い筋状になって地面から上がってくるので、家族のひとりだけが影響を受けることも十分にあり得ます。1本の筋がベッドの片側だけ、ひとつの肘掛け椅子だけを通ることもあります。家族の中でたったひとりが影響を受けてもおかしくないのです。
- GSの影響が疑われるなら、ベッドの下や気に入った椅子の下にコルクタイルを置いて、それで体調がよくなるか様子を見ます。このタイルは一時的に放射線の影響を中和してくれます。これで気分がよくなってきたら、ベッドや椅子の位置を変えます。
- ペットが寝る場所に注意してみましょう。猫はGSが大好きで悪い場所を選んで寝ることが多く、逆に犬は絶対にそのようなところに寄りつきません。猫がいつもあなたの気に入りの椅子に直行するようなら、犬の好きな場所に移しましょう。
- 赤ちゃんは明らかにGSに対して敏感です。赤ちゃんがいつも寝返ってベッドの片側に寄って行くようなら、GSを避けようとしているのかもしれません。ベッドの位置を変えてみて、赤ちゃんが静かに眠るようになるか様子を見ます。
- GSの影響を受けていると思う人は次の方法を試してみましょう。スイッチを入れたヘアードライヤーの側面を身体にあてて沿わせるようにして、全身に滑らせます。これを、だまされたと思って週に1回やってください。ほんとうに効果がありますから。

Chapter Tow

身体の汚れを取り除くエクササイズ
Body detox exercises

豊富なエクササイズやワークアウトなどの活動の中から、身体のデトックス(解毒)のための自分に合ったプログラムを組んでみませんか。エアロビクス、ヨーガ、気功、リバウンド運動から、サイクリング、太極拳、ピラーテ(ピラーティス)、水泳まで、さまざまなものがあります。

　自然は人間を活動的に造りました。私たちは1日中机にしがみついていたり、身体を折り曲げて車に乗っていたり、パソコンの画面とにらめっこしていたりするようにはできていないのです。この章では、身体を動かして毒素を追い出すシンプルかつストレートな方法を提案します。何もマラソンを始めろと言うのではありません。よい運動というのは、まず呼吸法のような身体に無理のないものから始まるのです。その後、毎日の暮らしに運動を取り入れる方法を考えていきます。身体を内側からきれいにするための運動は、スポーツの腕を競い合うものでも、ダンベルをどんどん重くしていくものでもありませんが、その一見穏やかに見える動きに思いがけないほどの効果があるのです。

　では、なぜ運動によってデトックスがうながされるのでしょう。有酸素運動(平常を上回るレベルに心拍を高め、一定時間それを保つもの)は循環をよくし、心肺機能を鍛えて効率を高めます。また、酸素の供給を高めるため、細胞レベルでもガス交換が活発になります。筋肉を動かすことで、リンパ系の働きも加速化されます。心理的な効果もあります。激しい有酸素運動によって、過剰なストレスホルモンが解消され、心と身体がリラックスした状態に戻ります。

　一方、無酸素運動のヨーガ、太極拳、気功もまた、毒素の排出をうながす効果があります。こうした運動は筋肉だけでなく、主要な器官系をもストレッチし、調子を整えます。その穏やかな動きは、ハードな有酸素運動に劣らず効果的にリンパ系を刺激します。こうした瞑想的な側面の大きいエクササイズは、神経系に働きかけ、身体に活力を与え、心を鎮めます。

　このようにデトックス効果のあるスポーツ、エクササイズ、テクニックが豊富にそろっていますから、その中に年齢、好み、健康状態にかかわらず、きっとあなたにぴったりの運動が見つかることでしょう。

動機づけ

■どんな形で運動したいですか？一人がよければ、自宅で器具を使ったり、ビデオの指示に従ってやる運動、またはランニング、ウォーキング、サイクリングなど。自分で、しかし、大勢の人がいるところがよければ、ジムか教室に入りましょう。だれかと一緒に？一緒に運動をしてくれる人や、チームでやるスポーツ、クラブを探しましょう。インストラクターに習いたいのなら、ジムに入るか、個人指導をしてくれるトレーナーを探しましょう。

■運動の時間を動かせない予定として手帳に書き込み、しっかり守ります。他の人と一緒に運動するのも格好の動機づけになります。自分一人より仲間がいたほうが脱落しにくいですから！

■近くで手軽にできて生活の一部になるような運動を選ぶことが大切です。

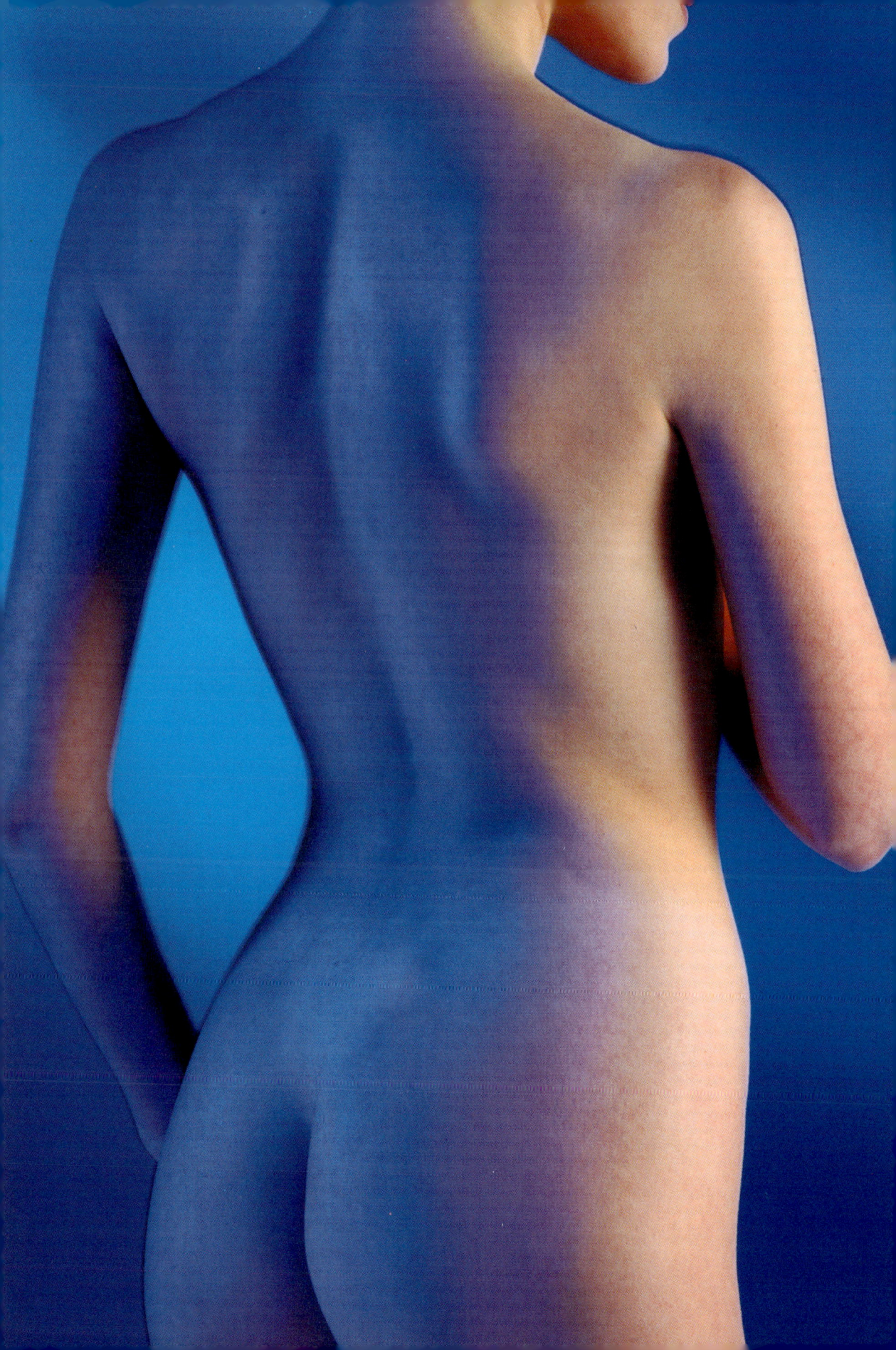

呼吸で身体をきれいに

　私たちは呼吸によって酸素を取り込み、それを全身に循環させ、ひとつ残らずすべての細胞に「栄養」を送ります。また、呼吸によって二酸化炭素や老廃物を吐き出し、すべての細胞をきれいに「掃除」します。体内に行き渡る酸素が多ければ多いほどよく、老廃物を体外に排出する効率が高ければ高いほどよいのです。深い呼吸には、気持ちを明るくし、風邪や病気に対する抵抗力を高め、よい睡眠をもたらし、老化まで防いでくれるなど、実にさまざまな効果があります。脳に酸素を送り、神経を鎮めるだけでなく、心拍や代謝を抑え、血圧を正常にし、心臓血管系の疾患のリスクを減らすなどの明らかな効果があります。

　一般に、ほとんどの人は呼吸が浅すぎ、肺のほんの一部しか使っていません。息を吸う時も、普通、コップ1杯くらいの空気しか吸いませんが、ほんとうはその少なくとも3倍は吸えるはずです。

　肺は約700万の肺胞からなり、肺胞の多くが肺の下部に集中しています。呼吸が浅いと、肺の下側に溜まった要らないガスや老廃物を完全に吐き出すことができません。そればかりか、肺の下側の命とも言える弾力性を失う危険さえあります。

　幸い、シンプルなエクササイズによって、本来の自由で最高の呼吸を取り戻すことができます。インド伝統のヨーガには、完成された呼吸の科学があります。それはプラーナーヤマ、すなわち呼吸をコントロールし、広げる科学と呼ばれています。

　気功においては、呼吸が非常に重要な位置を占めており、中国では、呼吸のさまざまな効果に関する研究も盛んです。実験では、気功を行うと肺活量が平均で428.5ミリリットルから561.8ミリリットルに増えるという結果が出ました。

　象徴的なレベルでは、呼吸は解毒作用そのものです。すなわち、新しいものを取り入れ、古いものを吐き出します。仏教では昔から新しい息は新しい命、吐く息は小さな死と見なします。喜びに満ちた深い息を吸い込むことが、人生と命の力を肯定することなのです。最低限の浅い息しかしないのは、ある意味で、人生に背を向け、いやいやながら生きている証拠です。ヨーガではこう言います。「命は呼吸に宿る。半分だけ息する者は半分だけ生きる。」

注意

気功やプラーナーヤマの呼吸練習は、非常に強力な作用があります。胸部になんらかの問題のある方がこれらの練習を行う場合は、十分にゆっくり慎重に、そしてできるだけ専門の訓練を積んだ教師の指導のもとで行ってください。心臓の不調、血圧の問題、緑内障のある方は、呼吸を止める練習を行ってはいけません。これも専門の教師に相談してください。少しでも不安があれば、かかりつけの医師、または専門のプラクティショナーに相談してください。

完全呼吸

これは、プラーナーヤマの基本的な呼吸テクニックです。完全な呼吸をうながし、酸素を細胞の奥深くまで送り込み、毒素を引き出してくれる非常に優れた訓練法です。

1. 楽な姿勢で、床に横になります。両方の足をお尻に近づけ、膝は自然に開きます。足の裏を合わせ、両手をそっとお腹に乗せます。（この姿勢が苦しかったら、膝の下にクッションを入れます。）この姿勢は下腹部を伸ばし、呼吸をうながします。

2. ゆっくりなめらかに鼻から息を吸い込み、胸に広がっていく空気の流れを意識します。お腹がふくらんで指先が離れます。

3. ゆっくり安定して鼻から息を吐き、お腹が平らになり、指先がふたたび触れるのを確認します。少し間をおいてこのサイクルを繰り返しながら、自分自身のペースで呼吸を5分間か、楽な範囲で長く続けます。

4. おしまいに、膝を揃え、静かに脚を伸ばします。そのままの姿勢で2、3分リラックスします（腰か首の下にクッションを入れるともっと楽かもしれません）。

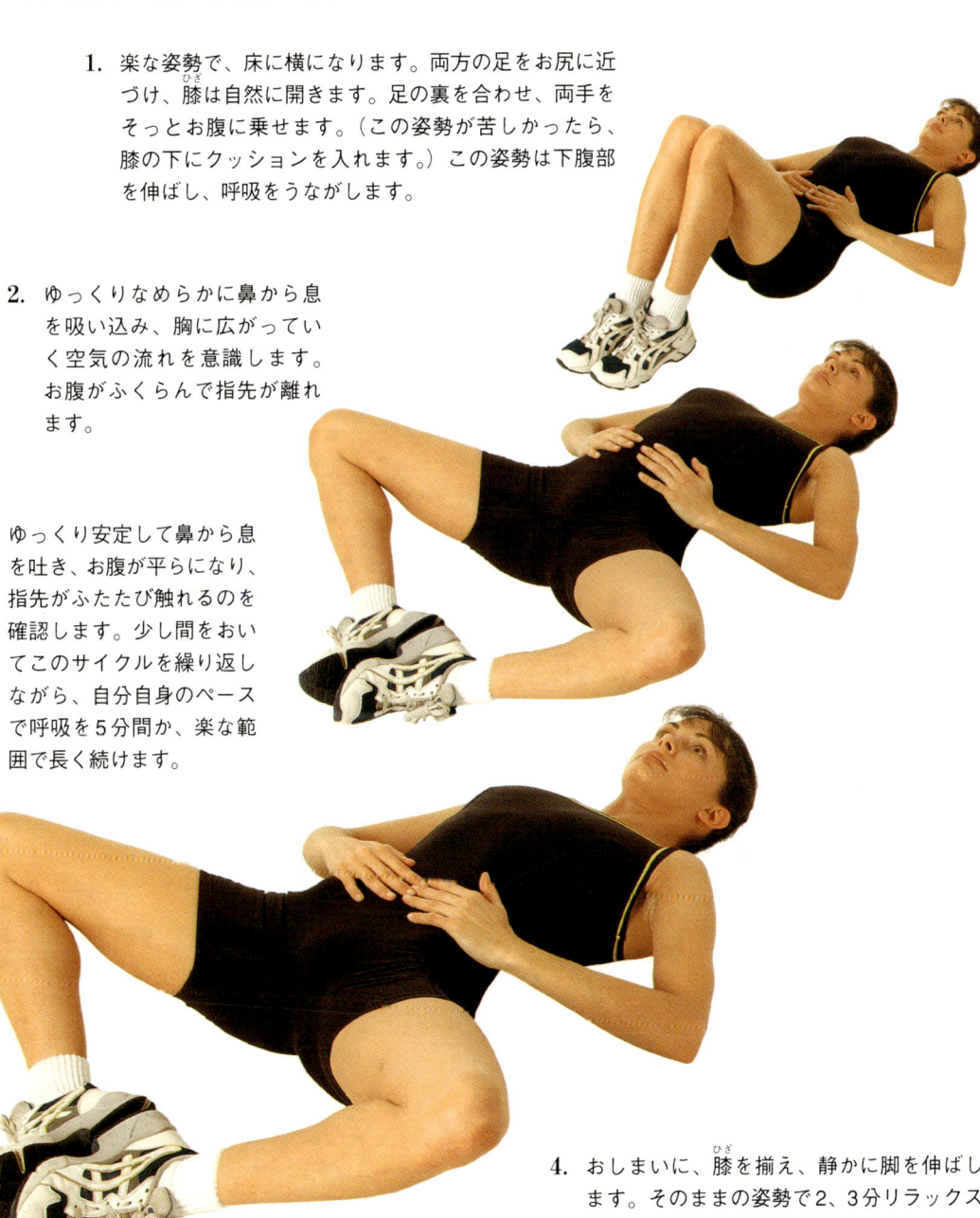

鼻で呼吸する

これは古典的なプラーナーヤマのテクニックで、最初は少し妙な感じがするかもしれませんが、慣れると鎮静効果があってよいものです。特に、ストレスや不安を感じている時、また夜、眠れない時にも役に立ちます。

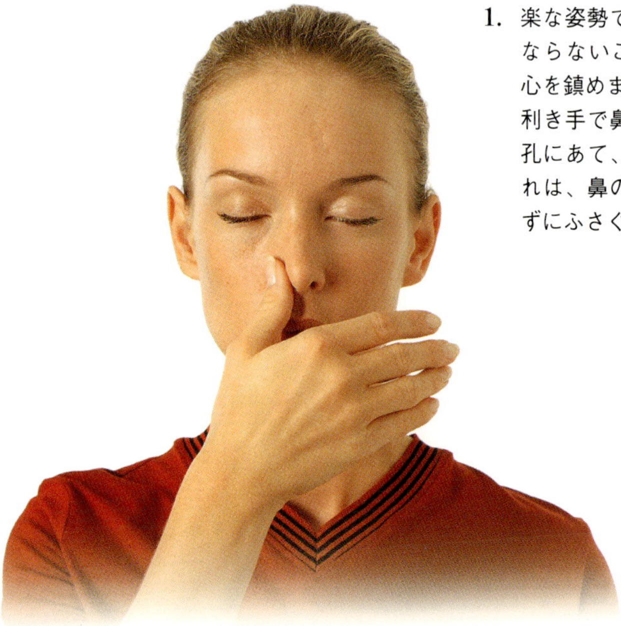

1. 楽な姿勢で椅子に腰掛け、両足は床につけます。猫背にならないこと。次に静かに目を閉じ、身体の力を抜き、心を鎮めます。
利き手で鼻を覆います。右利きなら、右の親指を右の鼻孔にあて、他の指は左の鼻孔側に自然に伸ばします。これは、鼻の穴を片方ずつ、簡単に楽に、手の位置を変えずにふさぐのが狙いです。

2. 右の鼻孔をそっと閉じ、左の鼻孔からゆっくりと息を吐きます。注意するのは、吐く息から呼吸を始めることです。それから同じ側（左）の鼻孔から、息を吸います。

3. 今度は左右を変えて、右の鼻孔から息を吐き、そして吸います。呼吸はなめらかにゆったりと。思い切り深く呼吸しようとせず、ナチュラルにしましょう。何度も鼻をかみたくなるかもしれませんが、心配ありません。まったく正常な反応です。

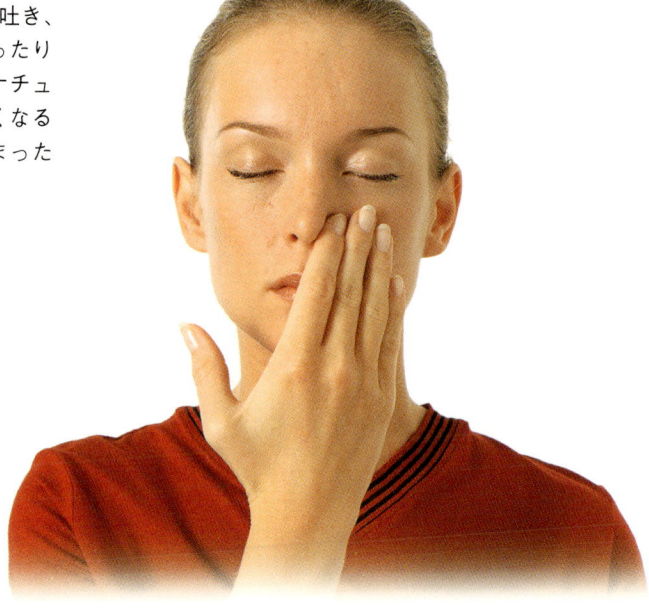

4. この呼吸を、左右交互に5分間ほど行います。苦しくなったら、いつでもすぐに口で息をするようにし、しばらくして楽になったら鼻に戻ります。終わったら、そのまま2、3分目を閉じてリラックスします。

デトックス呼吸法

これは、毒素の排出を助ける非常に優れた呼吸エクササイズです。肺を鍛え、腹筋をマッサージして整え、神経系をリフレッシュします。しかし、心臓病、高血圧、癲癇、ヘルニア、または耳・鼻・目の病気がある時は行ってはいけません。妊娠中、月経中の場合は、右の付記を読んでください。

◎付記：妊娠中、月経中の方は、これよりずっとゆっくり行うデトックス呼吸法を試してください。「くしゃみをするように」息を吐く代わりに、唇をすぼめ、ケーキのろうそくを吹き消す時のように、長く安定して息を吐きます。これは苦しい状況で心を落ち着けるのにもよい方法です。

1. このエクササイズは、座っても立っても横になってもできます。どの姿勢でも、無理なくリラックスしていれば結構です。規則正しく普通呼吸を行います。

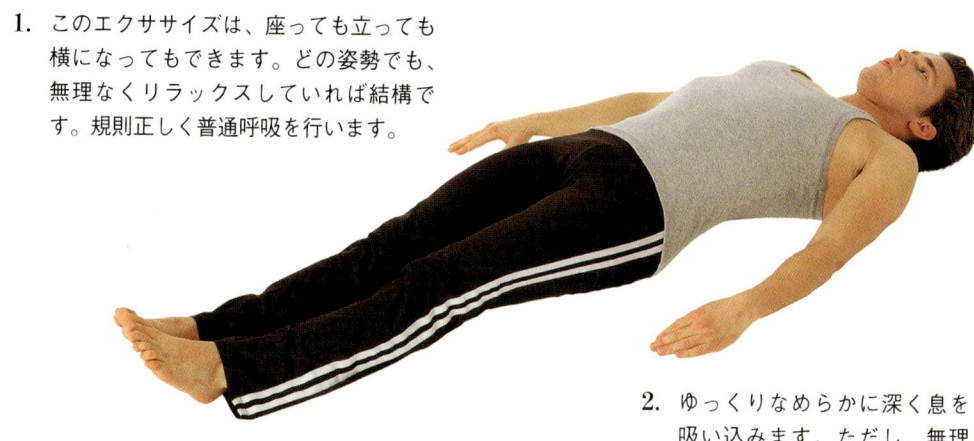

2. ゆっくりなめらかに深く息を吸い込みます。ただし、無理な呼吸をしないこと。

3. 次にくしゃみをするように、強く息を吐きます。お腹に意識を集中します。息を吐くと自動的にお腹が平らになり、堅くなるはずです。

4. 自然に息を吸いこみます。吸おうとしなくても、強く吐いた後は自然にそうなるでしょう。2、3分、あるいは無理のない限り、この方法で呼吸を続けます。激しく精力を使うテクニックなので、最初は1分ぐらいしかできなくても驚くにはあたりません。終わったら普通呼吸に戻し、リラックスします。

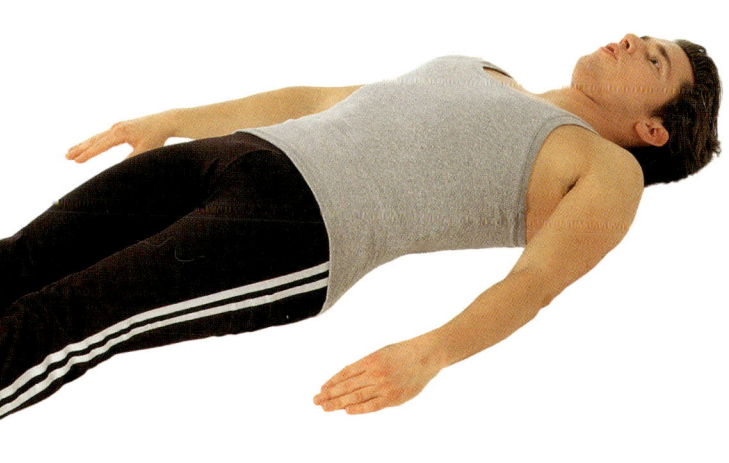

ストレッチ

　よくストレッチした身体は、しなやかで健康です。ストレッチは単純そのものですが、心と身体のどちらにも数々の恩恵があります。運動やスポーツの前後に、基本のストレッチを毎回ていねいに行えば、けがをしにくくなります。また、机に向かう時間や車を運転する時間が長い人にも、ストレッチはかかせません。ストレスを発散し、緊張した筋肉をほぐしてくれます。

　何より、デトックスという私たちの目的にとってすばらしいことに、ストレッチによって酸素供給が盛んになり、リンパ系の排出機能が刺激され、身体が毒素を追い出しやすくなります。さらに、うれしい（やる気が出る！）おまけとして、よくストレッチした身体は外から見てもステキです。無駄のないエレガントな体型なのです。姿勢もよくなり、首・肩・腰の痛みや頭痛、消化不良も起こりにくくなります。これらを全部別にしても、ストレッチはそれ事体が気持ちよく、自分の身体とのふれあいを取り戻す、とてもいい方法です。

　簡単なストレッチは、ほとんど例外なくだれにでもできます。鍛え抜いた人や身の軽い人でなくてもいいのです。ただし、背中や腰に問題のある人は、ストレッチを行う前に専門家の助言を受けてください。

　このシンプルな基本のストレッチで、全身のおもな筋肉群をすべてカバーできます。これを毎日の習慣にしましょう。激しい運動の前後には必ずストレッチをする必要がありますから、これを自分のやるワークアウトに組み込んでしまいましょう。長時間働いた後など、疲れやストレスが溜まってきてリラックスしたい時にもうってつけの方法です。

シンプルな基本のストレッチ

　次ページから紹介する一連のストレッチは、あなたが毎日の予定に組み込んで使える、簡単な基本セットになっています。靴は履いたままでも構いませんが、裸足で行った方がずっと効果が上がります。できれば、ゆったりした楽な服装で行ってください。

　ストレッチする時は、ゆっくり慎重に。オーバーストレッチを避けましょう。ストレッチが効いているのを感じつつ、しかし、苦しかったり痛かったりしないように、というのがポイントです。よく効くようにと「はずみ」をつけてやらないこと。姿勢が決まったら、動かずにそれを保ちます。ストレッチを解く時も、急激にせず、ゆっくり戻します。完全にストレッチできなくても、できる範囲でやってみましょう。練習すれば、身体はどんどん軟らかくなるものです。

▶ **ふくらはぎのストレッチ**

壁から少し離れて立ち、両手を重ねて壁に腕をつきます。重ねた両手に額を当てます。左膝を曲げ、右脚を後ろに伸ばします。両足を並行にして、まっすぐ前に向けます。ゆっくり腰を前に出し、両足を床にまっすぐつけたまま、伸ばした脚のふくらはぎが少しだけ伸びているのを感じるところで止めます。そのまま静かに、ゆっくりと10数えます。反対の脚も同様に行います。

▶ **大腿四頭筋と膝のストレッチ**

右手を壁について身体を支え、左手を後ろに回して右足の爪先をつかみます。立っている方の膝をわずかに曲げます。腰を前に出すようにして、まっすぐ立ちます。そのまま静かに20数えてからゆるめます。今度は反対の手と足で同様にします。

◀ **股間のストレッチ**

両方の足の裏を合わせて、床に座ります。両手を足にかけて、かかとを身体に引き寄せます。これは強力なストレッチなので、最初はあまりできなくても心配いりません。今度は上半身をまっすぐ立てたまま、ストレッチを感じるところまで身体をじわじわと前に寄せて足に近づけます。そのまま20数えます。ストレッチの姿勢を保っている間は、腕・肩・足の力を抜くように注意します。

◀︎ 膝腱（ハムストリング）のストレッチ

床に座ったまま、右脚を前に伸ばします。左脚を曲げたまま、左の足裏を右脚の内側に向けます（できる範囲で結構です）。右脚をわずかに曲げます。両手の力を抜いて床に下ろし、腰から曲げるように上体をわずかに前に倒し、軽いストレッチを感じるところで止めます。右脚の腿の上を触ってみて、そこが軟らかくリラックスしているか確かめます。足は外に向かないよう、まっすぐ上に向けます。そのまま30数えます。ゆるめたら、左脚も同様に行います。

▶ 膝腱（ハムストリング）の上部と臀部のストレッチ

左脚を前に伸ばし、右脚を曲げて腹部に近づけ、赤ちゃんを抱くように抱きかかえます。その脚を、軽いストレッチを感じるところまでそっと引き寄せます。20数えたら放し、もう一方の脚で同様に行います。

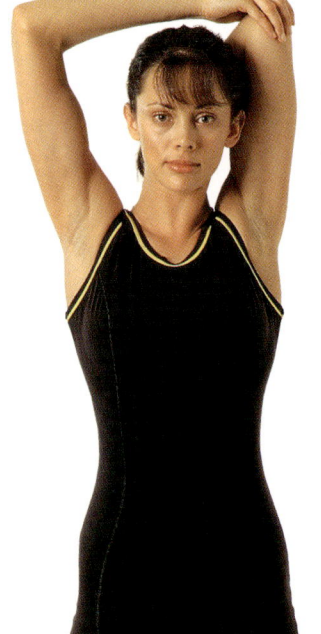

◀︎ 腕のストレッチ

静かに起き上がりましょう。左腕を頭の上に上げます。右手で左肘をつかみます。左手は肩甲骨の後ろに（無理なら届く範囲に）降ろします。左腕を静かに後頭部に向かって後ろ内側に引き寄せます。腕、首、肩に力を入れないこと。20数えて放し、反対側も同様に。

▶ 土踏まずのストレッチ

かかとを上げて正座します（ひざまずいてお尻をかかとに乗せ、爪先を床につけます）。両手を前につき、身体を支えます。静かに土踏まずのアーチをストレッチします。そのまま10数えます。

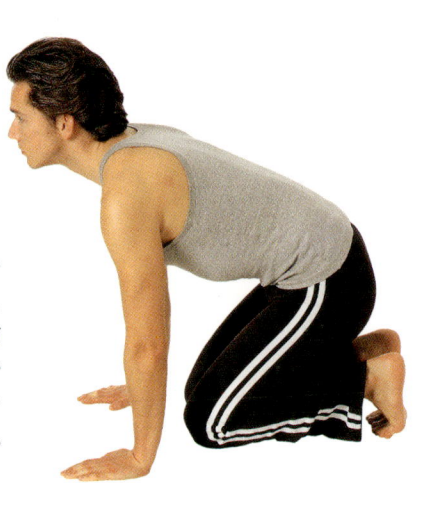

Stretching 37

▼1. **全身のストレッチ**
まっすぐに立ち、足を肩幅の間隔に開いてまっすぐ前に向けます。両腕を前に伸ばし、胸の高さに上げ、手のひらを合わせます。

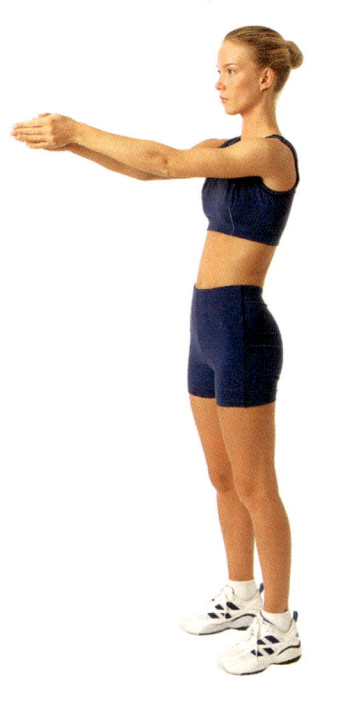

▲**背中のストレッチ**
座って両膝を胸につけます(かかとはクロスさせます)。両腕で膝をかかえます。頭を膝に寄せ、背中から後ろに転がります。前後に数回、転がるように身体を揺らします。

▶2. 次に腕をゆっくりおろし、後ろにやります。両腕をまっすぐ下に伸ばしたまま、手をつなぎます(両手はお尻の位置に揃えて)。深く息を吸い込み、両肩を後ろに引きます。

▶3. 息を吐きながら前屈し、腕を頭の上まで上げます(手を握ったまま)。

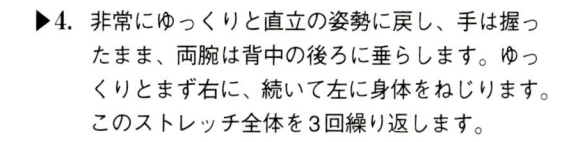

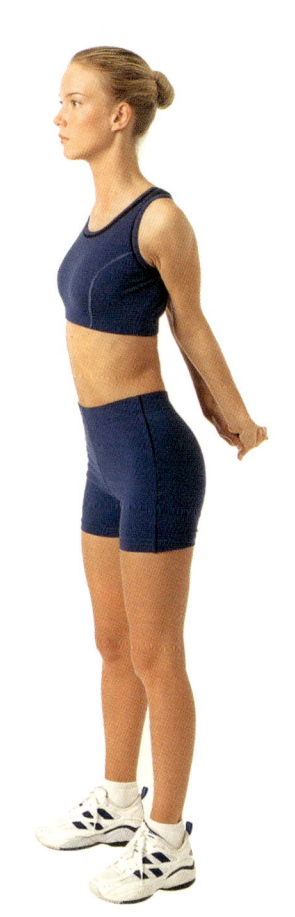

▶4. 非常にゆっくりと直立の姿勢に戻し、手は握ったまま、両腕は背中の後ろに垂らします。ゆっくりとまず右に、続いて左に身体をねじります。このストレッチ全体を3回繰り返します。

ヨーガ──エクササイズの王者

ヨーガは、全身のあらゆる器官と筋肉に体系的に働きかけます。身体全体を外側だけでなく、肺、腎臓、脾臓、腸、心臓など内側から整えます。ですから、ヨーガがデトックスの観点から見ても非常に優れた運動だというのも不思議はありません。

ヨーガ指導者のことばを借りれば、ヨーガの精緻なアーサナ（ポーズ）は身体の深部に届き、身体の表面だけでなく奥深くまで血液の循環をうながし、すべての器官を養い、筋肉と腱の組織を軟らかくします。この深いストレッチが骨と筋肉を最良の位置に戻し、関節をなめらかにすると言います。

ヨーガによって血液への酸素供給が増え、循環がよくなり、毒素の排出も最大に高まります。しかも、一般のエアロビック運動とは異なり、高い心拍を保つ必要もありません。

ヨーガは、身体をきれいにしてくれるだけではありません。精神まで浄化してくれるのです。ヨーガの呼吸法は神経系に直接働きかけ、「リラクセーション反応」の引き金を引きます。それによって交感神経系に代わって副交感神経系が働き始めるため、ヨーガを行うと沈着冷静かつ主体的になれるのです。

あなたに合うのはどんなヨーガ？

ヨーガには、それこそ1年の日数に負けないくらいの種類があります。比較的、身近にふれる可能性の高いものを次に挙げてみました。

■**イエーンガル・ヨーガ**：焦点を明確にした、正確な形のヨーガで、正しいポーズをとりわけ重視します。

■**アシュタンガ・ヨーガ（アシュタンガ・ヴィニャッサ・ヨーガとも言う）**：いわゆる「パワーヨーガ」で、ポーズの流れをおおいに強調し、他の種類のヨーガより相当ハイテンポで行われます。ヨーガの中ではもっともエアロビクスに近いものです。

■**シヴァナンダ・ヨーガ**：穏やかでゆったりした形のヨーガ。

■**ヴィーニ・ヨーガ**：個人指導を重視します。安全で穏やか。

■**ドゥル・ヨーガ**：何人か一緒に、時には集団で行います。非常に穏やかでホリスティックなアプローチで、プラーナーヤマ（呼吸法）、深いリラクセーション、瞑想が含まれます。

■**マーナ・ヨーガ**：アーサナ（ポーズ）の他に、瞑想、エネルギー調整、クリエイティブビジュアライゼーション（視覚化）を用います。

左ページの囲みを見れば、実にさまざまなヨーガがあることが分かるでしょう。けれども、ほとんどの教室に共通するのは以下の内容です。①決まったポーズをとり、それを一定時間保持すること（ただし、アシュタンガ・ヨーガを除く）、②呼吸法（ポーズと一緒に行うことが多いが、プラーナーヤマという呼吸法だけ別に教える教室もある）、③リラクセーション（時には視覚化を伴う）です。瞑想とマントラの朗唱を教える場合もあります。クラスの内容が分からなくて不安な場合は、入会する前に指導者に話を聞いたり、実際のレッスンを見学させてもらうとよいでしょう。

太陽礼拝

太陽礼拝は、よく知られたヨーガのポーズです（参照→P.40～41）。当然のように人気が高まっているのは、おそらく、身体のためにできる最高に効果的なエクササイズだからでしょう。全身のあらゆる筋肉をシステマチックにストレッチし、同時に体内の器官もマッサージしてくれます。

古代インドで、この太陽礼拝は毎日の霊的習慣となっており、健康と長寿の神である太陽に向かって、早朝に行われました。

このエクササイズひとつだけでも毎日行えば、その効果は計り知れません。柔軟性が大いに高まり、背骨が特に軟らかくなります。呼吸の能力が高まり、毒素の排出が早まります。しかも、お腹の脂肪まで減らしてくれます。12通りの背骨のポーズからなり、それぞれ別の靭帯をストレッチし、背骨の動かし方が異なります。

始めのうちは、一連の動作がぎこちなく、バラバラに感じられるかもしれません。でも、我慢して続けましょう！　流れが頭に入ってしまえば、流れるようになめらかに次から次へと動けるようになりますから。最初は1セットから始め、最大で12セットまで徐々に回数を増やします。慣れるまでの間は、テープレコーダーに指示を吹き込んだものを使うと便利です。

注意

他のどの運動とも同じく、誤ったやり方で行うと、ヨーガも効果だけでなく危険があります。

■初心者は本やビデオだけに頼らず、指導者につきましょう。

■十分な資格のある指導者を探しましょう。

■急いだり、無理は禁物です。ヨーガは競い合うものではなく、一人ひとりが自分のペースで行うものです。焦らなくても徐々にからだが柔軟になり、困難な技もできるようになります。

■健康に問題がある（特に心臓病、背中や腰に痛みがある、最近、手術を受けた）人は、普通の指導者ではなく、ヨーガセラピーの専門家（厳格な医療訓練を受けている）を探しましょう。

■健康上、フィットネス上、何らかの問題がある場合は、必ず指導者に言いましょう。避けるべきポーズ、効果のあるポーズを知っておきましょう。

■妊娠中には避けるべきポーズがいくつかあります。ヨーガセラピストに相談するか、妊婦対象のクラスを探しましょう。

▶ 2. ゆっくり深く息を吸いながら、両腕をまっすぐ頭上に上げ、息を吸い終わると同時に手のひらを合わせます。静かに頭を後ろに傾けて両手の親指を見ます。腿を締めて膝を上げます。両手で伸び上がるようにして、できるだけ身体を伸ばします。できると感じたら、さらに姿勢を後ろに倒し、身体を曲げてみましょう。

▶ 1. まっすぐに立ち、足は両方の親指が触れるように揃え、腕は両脇に垂らします。肩の力を抜いてあごをわずかに引き、まっすぐ前を見ます。胸の前で合掌します。深く息を吐きます。

▶ 3. 息を吐きながら、身体を前に倒し、両手を床にぺたんとつきます。頭は膝につくはずです。始めは膝を曲げないと手が床に届かないかもしれませんが、やがて膝を伸ばしたまま完全なポーズがとれるようになるでしょう。

◀ 4. 深く息を吸いながら、左脚を身体の後ろに大きく一歩下げ、フェンシングの突きのポーズを長くしたような姿勢になります。両手と右足はしっかり床につけておきます。頭を上に曲げ、背筋を伸ばします。

▼ 5. 息を深く吐きながら身体をV字型のアーチにします。両腕を肩幅に開いて両手は床に置いたまま、手のひらはまっすぐ前に向けます。背中、頭、両腕は一直線に並ぶようにします。足とかかとは床にぴったりつけておきます。

▼ 6. 息を吐きながら、身体を床に近づけます。床に触れるのは、両足、両膝、両手、胸、額の八カ所だけです。腹部は上げておきましょう。もし可能なら、鼻は床につけないようにして、額だけが床に触れるようにします。もしできなくても心配することはありません。基本だけ頭に入れておきましょう。

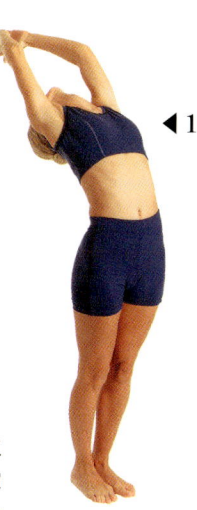

Yoga – the Sun Salute   **41**

◀ 11. 両腕を頭上に上げ、息を吸いながら後ろに倒します（3の姿勢と同じです）。

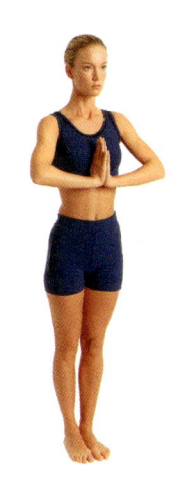

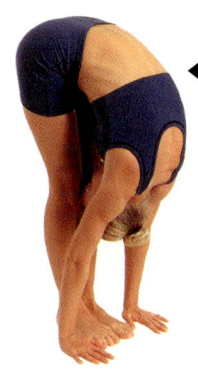

▲12. 楽な姿勢に戻って普通に立ちます。両足は揃え、両腕は脇に下ろします。まっすぐ前を見て息を吐きます。おしまいに、ふたたび両手を前で合わせ、合掌します。

◀ 10. 息を吐きながら、3の姿勢に戻ります。

▶ 9. 息を吸いながら、4の姿勢に戻りますが、今度は反対側の脚を後ろに出します。これで左足が両手と並び、右脚が後ろに伸びます。

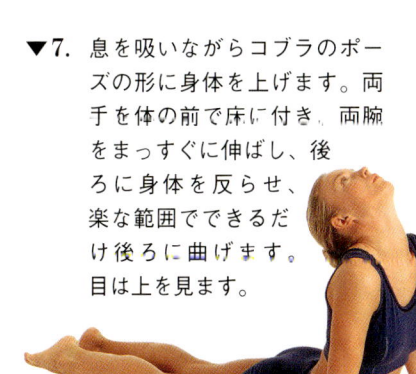

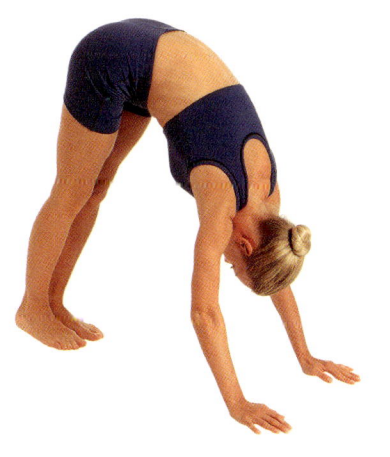

▼ 7. 息を吸いながらコブラのポーズの形に身体を上げます。両手を体の前で床に付き、両腕をまっすぐに伸ばし、後ろに身体を反らせ、楽な範囲でできるだけ後ろに曲げます。目は上を見ます。

▲ 8. 息を吐きながら、背中を上げて5の姿勢（犬のポーズとも呼ばれます）に戻ります。両足とかかとは（可能なら）床にぴったりつけておきます。

気功

　気功は、呼吸のテクニックに正確な動作と精神集中を加えたホリスティックなシステムで、その目的は心身の健康と幸福です。気功とは、「内的なエネルギーの運動」を意味し、デトックスの武器としてもシンプルで効果的です。ゆったりした楽な服装で、気功を毎日行えば、エネルギーレベルが高まり、ストレスは解消し、多くの病気も予防できます。集中力や創造性、インスピレーションも高まると言われています。

　気功で用いる呼吸、動作、ポーズはどれも、リンパの生成と循環にそれぞれ特別な働きをします。その働きはさまざまで、全身の筋肉を収縮させたり、重力を利用したり（ポーズの中には背骨が上下逆さになるものもあります）、深い呼吸によってリンパの流れをよくし、血液への酸素供給を盛んにしたりします。

　気功のすばらしい点は、だれにでも例外なくできることです。身体が弱って立てない人には座って行うエクササイズがあります。座ることもできないなら、寝たままでできるエクササイズまであるのです！

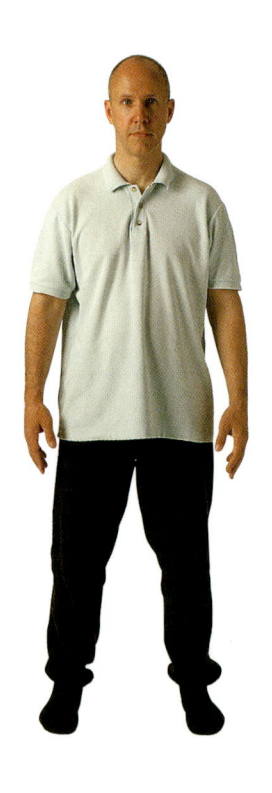

始めのポーズ
これが気功の基本ポーズです。これにより、正しい姿勢で立ち、自分の身体全体を意識することができます。

1. 両足を肩幅に開いて立ちます。自分にとってナチュラルなバランスを探しましょう。重心は前に行きすぎても後ろに行きすぎても緊張や疲れをもたらします。
2. 足の外側、かかと、小指、親指がリラックスして地面についているのを感じます。
3. 膝の力を抜きます。両膝が足の真上に来ているか確かめます。
4. 腰の力を抜きます。お腹とお尻の力も抜きます。
5. 胸をすぼめます。力を抜いて、わずかに肩を丸めます。
6. 自分の頭に弁髪があって、その先が屋根の梁に結んであると想像してください。頭が軽く浮かんで漂っている感じです。舌、口、あごの力を抜きます。
7. 手には力を入れないで脇に垂らし、このままの姿勢を2、3分保ちます。
8. 心に5元素を思い浮かべます。地（重さ、大地に根を張った感覚をイメージ）、水（弛緩と流動性）、気（軽さと透明さ）、火（火花。これは楽しく！）、そして空（すべての関節、筋肉、呼吸、精神のすきまを描いてみて）です。
9. 気功練習の時は、常に心はポーズに専念するようにします。これによって、心の安定が保たれます。

天を支えるポーズ

　この練習は、肺と呼吸に優れた効果があり、朝一番に行うと眠りから覚めた肺を空っぽにしてくれます。また、腰痛や腱鞘炎（RSI）に悩む人にも役立ちます。

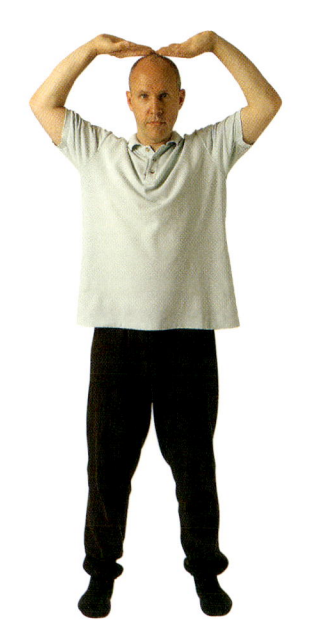

◀2. 両手が頭の上に来たら、手のひらを天に向かうように上に向け、両手の指先が向き合うようにして、頭頂にそっと置きます。

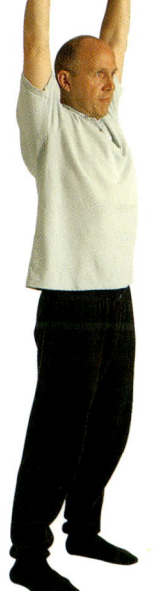

▲1. 始めのポーズで立ちます。両腕を一緒にゆっくり頭の上に持ち上げながら、同時に息を吸います。

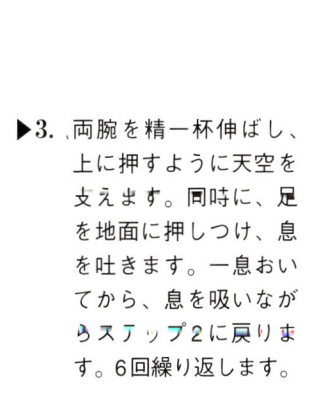

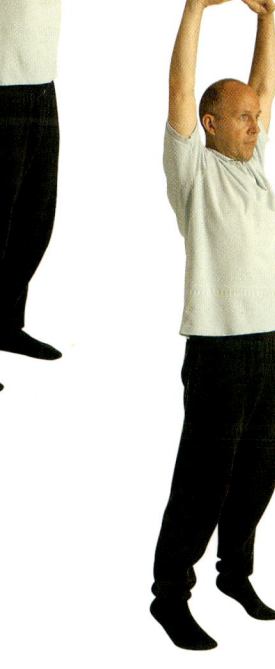

▶3. 両腕を精一杯伸ばし、上に押すように天空を支えます。同時に、足を地面に押しつけ、息を吐きます。一息おいてから、息を吸いながらステップ2に戻ります。6回繰り返します。

◀4. ステップ2と3のストレッチと呼吸のサイクルが自分のものになったら、今度は足を地面に押し付ける代わりにかかとを上げて伸び上がるようにして、同様に行います。このやり方だと、腕と足を同時に完全にストレッチできます。

リバウンド運動

　ミニサイズのトランポリン（リバウンダーと言います）の上で跳ねるだけ、と方法はいたってシンプルですが、リンパ系を刺激し、オールラウンドな健康増進が図れます。リバウンド運動は緊張をとり、エネルギーと生命力を高め、コレステロール値を下げ、病気への抵抗力を高め、循環と呼吸を改善します。また、理想体重と流線形の体型が得られます。脂肪沈着の悩み解消にも効果があります。バランス、各器官の協調性、スタミナが軒並み向上します。

　これは希望的観測ではありません。ニュージーランドの研究によると、リバウンド運動によって被験者の91％において安静時の心拍に、50％において血圧にそれぞれ改善が見られたそうです。さらに興味深いのは、数字に現われない効用です。ストレスを処理する能力、生きる喜び、活力、風邪やインフルエンザへの抵抗性などが高まったと言います。

　このようにリバウンド運動にたくさんの効用があるのは、リンパ系を刺激し、毒素を外へ追い出してしまう最高の方法だからに違いありません。リンパ系の機能を高める申し分ないワークアウトなのです。上下に弾む運動が加速・減速効果をもたらし、体内にかかる重力を変化させます。これによって、リンパ系と血液循環系にはリズミカルに強い圧力がかかり、すべての細胞から要らないものがどんどん吐き出されるわけです。

　何より、リバウンド運動は愉快です。人前で運動するのがいやな人、または運動なんてそもそも大嫌いだという人は、ぜひともリバウンダーをひとつ手に入れるべきです。音楽をかけ（テレビ漬けのあなたなら、リバウンダーをテレビの前に置いて）、跳ねてみましょう。きっと、たちまち息切れがしてびっくりすることでしょう。跳ねるのは、見た目より結構きつい運動なのです。

　でも、セッションの後は信じられないくらい爽快です。エネルギーを使って跳ねていると、全身の筋肉がストレッチされ、整えられていくのが実感できます。そして精神にも影響があるのです。象徴的に言えば、飛び跳ねる時、私たちは文字どおり自分を浮揚させ、すべての問題を飛び越えているのです。跳躍には子どもに還ったような喜びがあります。その感覚が、私たちの全存在をエネルギーで満たし、活性化してくれるのです。

付記と注意

リバウンド運動はきわめて安全な運動です。しかし、以下のような問題や症状がある場合は、医師に相談してください。心臓病、めまい、骨粗鬆症、胸の痛み、関節炎や関節の痛み、子宮脱、網膜剥離、静脈炎、その他の重大な健康上の懸念がある場合。満腹時、風邪やウイルス炎にかかっている時、極度に疲労している時には、行わないで下さい。

最初のうち、わずかに吐き気を感じるかもしれませんが、これはナチュラルな反応です。頭痛、湿疹、失禁、鼻水、腸の動きの変化などの他の副作用は、あなたの身体が自己浄化しているしるしです。

ゆったりした楽な服装で行いましょう。裸足が一番です。滑りやすい靴や靴下、タイツは避けます。

基本のリバウンド運動──ウォーミングアップとストレッチ

▶リバウンダーに乗り、マットの中央に立って腰の幅だけ爪先(つま)を開き、前を向きます。気功の始めのポーズのような姿勢をめざし(参照→P.45)、膝(ひざ)をかすかに曲げ、肩の力を抜き、あごを引いてまっすぐ前を見ます。自分が天井からさがったひもにそっとつながれていると想像します。バランスが取れ、落ち着いた気分です。リラックスして、深く息を吸います。

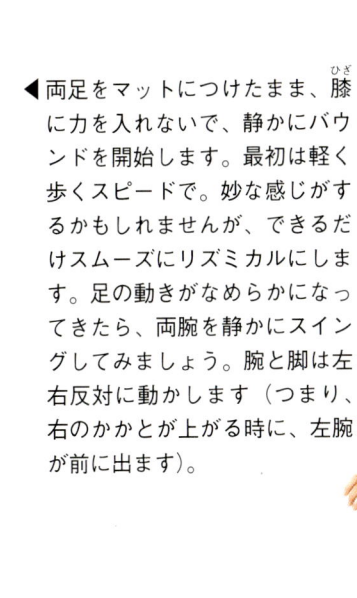

◀両足をマットにつけたまま、膝(ひざ)に力を入れないで、静かにバウンドを開始します。最初は軽く歩くスピードで。妙な感じがするかもしれませんが、できるだけスムーズにリズミカルにします。足の動きがなめらかになってきたら、両腕を静かにスイングしてみましょう。腕と脚は左右反対に動かします(つまり、右のかかとが上がる時に、左腕が前に出ます)。

▶(5分くらいかけて)身体が暖まってきたら、基本のストレッチ(参照→P.34〜37)を行い、46から47ページのエアロビックワークアウトに進みます。

エアロビックワークアウト

　リバウンド運動のセッションを有酸素運動のワークアウトにするなら、激しい動きを取り入れる必要があります。運動に慣れていない人は、5分程度から始めましょう。エクササイズ経験豊富な人なら、10分から始めて増やしていってもよいでしょう。理想は、最低正味30分の有酸素運動です。

▶ **膝上げ**
足先をまっすぐ伸ばし、膝を交互に上げます。両腕を頭の上から、上げた膝の上に振り下ろします。

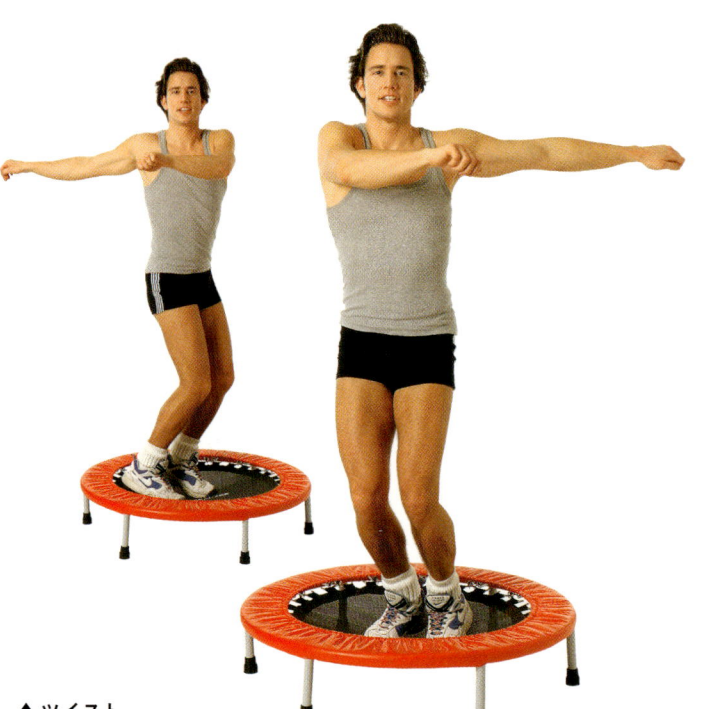

▲ **ツイスト**
両足をしっかりマットにつけたまま、身体をねじって腰と腕を反対方向に動かしながら小さくジャンプします。

▶ **スポッティードッグ**
ジャンプしながら、足を交互に前後に滑るように動かします。腕は足と反対方向に動かすので、左足は右腕と一緒に前に出ます。この動きはクロスカントリーのスキーのようです。

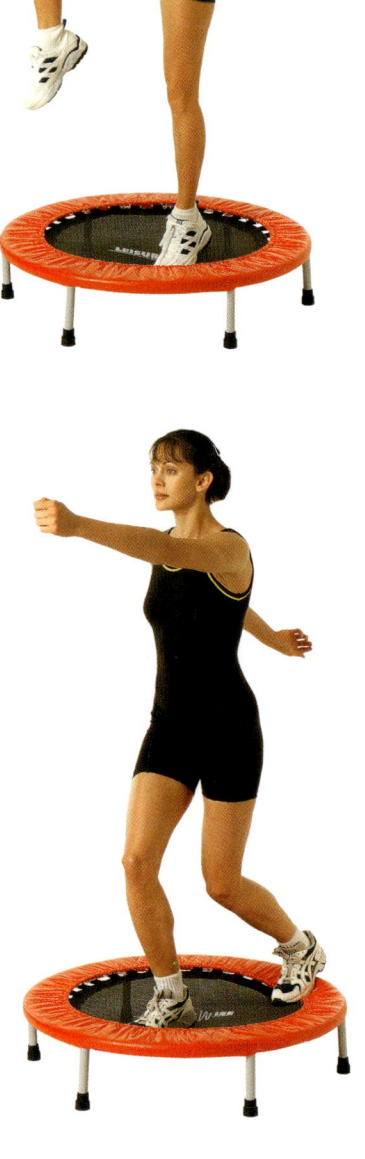

▶ ジャンピングジャック
小さくジャンプしながら、両脚の間隔を、腰の幅よりやや広めから、くるぶしが触れそうな狭さに、開いたり閉じたりします。開いてジャンプする時は、両腕を開いて肩の高さにまっすぐ振り上げます。

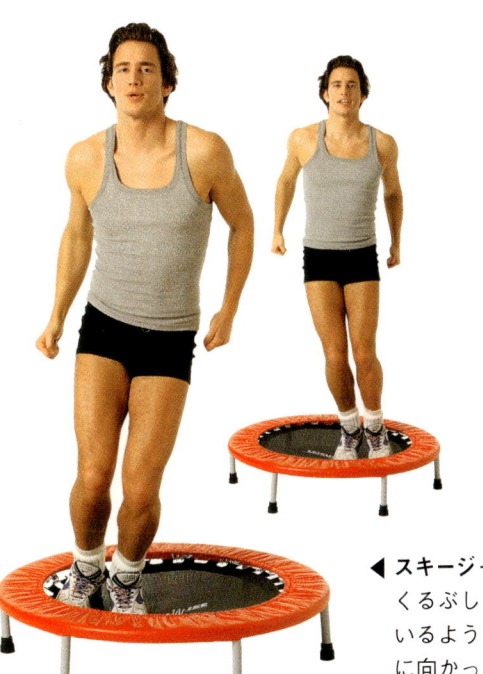

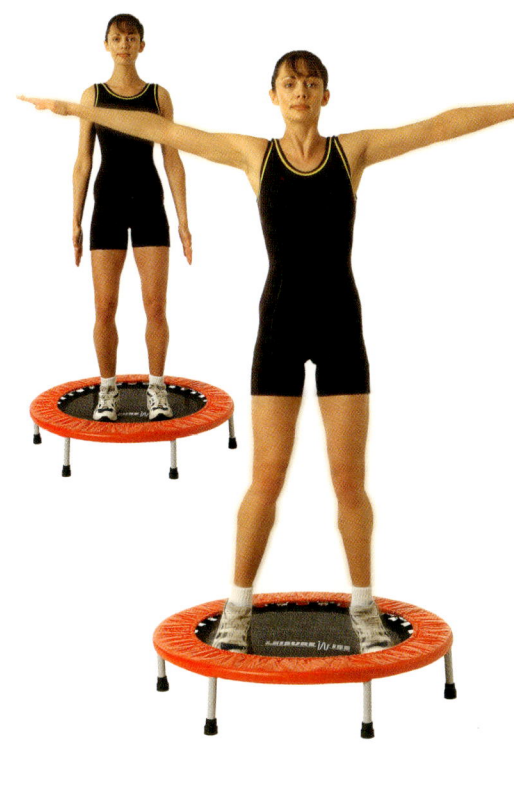

◀ スキージャンプ
くるぶしを揃え、スキーをしているように、マットの両サイドに向かって小さく横向きにジャンプします。脇を締め、腕を前後に振ります。

▶ ジョギング
身体をかすかに前に倒し気味にして、徐々にウォーキングからジョギングに移ります。慣れてきたら、かかとを後ろに蹴り上げ、両腕を振ります。

クールダウン

■ どんなに疲れても、急に動きを止めないこと。約5分間のウォーキング（ウォーミングアップと同様）で徐々に心拍を落とします。
■ 基本のストレッチ（参照→P.34〜37）を行います。
■ 水をたくさん飲みましょう。
■ シャワーよりお風呂（スキンブラッシングも同時に：参照→P.77）のほうが気持ちいいかもしれません。

自分に合うのはどんな運動？

運動がうまくいくかどうかは、自分が楽しめるものを見つけられるかどうかで半分決まります。ワークアウトを楽しめないなら、それを毎日の習慣にするのは難しいでしょう。いろいろなタイプのエクササイズやスポーツについて検討し、試してみましょう。子どもの頃、あるいは若い頃、好きだったことは？　前からずっとやってみたいと思っていたスポーツはありませんか？　以下数ページの内容を参考に考えてみてください。そして、できれば、行動を起こしてください。問い合わせ先は巻末（P.122～123）をご覧ください。

運動	プラスの点	合うのは？	マイナスの点
■水泳 有酸素運動として、また筋肉を整え、持久力を伸ばす点で優れたエクササイズです。ウォーミングアップとして、肩までの深さのところでプールを数回歩いて横断してから、楽な範囲で好きなだけ泳ぎます。徐々に時間を伸ばし、20～40分間連続で泳ぐのがもっとも効果的です。	水は空気の800倍の密度があるので、重りをつけて動いているようなものです。浮力によって、体重は90％減少するため、関節への負担がほとんどありません。水泳は、リズミカルな動きと全身にかかる水圧によって、リンパの動きを高める優れた運動です。	関節が弱くて、ランニングやエアロビクスなど衝撃の強い運動ができない人に。水中では大きな浮力が働くので、水泳は太りすぎの人、身体に障害のある人、妊娠中の人にも最適です。また、忙しいお父さん、お母さんにも。水泳なら家族みんなで楽しめます。	有効な有酸素運動にするためには、かなり泳げることが条件です。消毒用の塩素がきついプールでは毒素を取り込んでしまいます。しかし、水泳の利点はこうした欠点を差し引いても余りあるほどです。
■サーキットトレーニング ひとりかペアになり、ジムや運動施設内の各「ステーション」を回っていきます。1サーキットは、エアロビクス2分間（ジャンピングジャック）、筋力トレーニング2分間（腕立て伏せ）、残るステーションで行う各種の運動からなります。ウォーミングアップとストレッチから始めて、最後はクールダウンとストレッチで終わります。	エアロビクスと筋力トレーニングを組み合わせたトータルなエクササイズ。サーキットの設計がよければ、全身の筋肉をくまなく鍛えることができます。	健康の程度にかかわらずだれでもマイペースでできます。ただ、運動経験が比較的豊富な人に人気があるようです。いつものパターンを変えてみるという挑戦が人気の秘密でしょうか。	サーキットクラス、特に最近の「アーミー」スタイルに、エクササイズの初心者は気後れを感じるかもしれません。インストラクターがあなた自身のペースでやらせてくれるかどうかは重要なポイントです。けがを防ぐため、ウォーミングアップはきちんと。衝撃が強いので、関節の問題を起こす可能性があります。

自分に合うのはどんな運動？

運動	プラスの点	合うのは？	マイナスの点
■ウォーキング これは、究極の「言い訳のきかない」ワークアウトです。いつでもどこでもできるからです。徐々に長くして、毎週3、4回、45分間（可能ならもっと長く）きびきび歩きます。大股（また）で腕を振って歩きましょう。	高血圧とコレステロールを下げます。体重を減らし、心臓発作後の回復期に効果があります。どの運動でもそうですが、リンパ系を刺激し、心臓血管系の機能を高め、気分を明るくします。	「正式な」エクササイズに時間やお金をかける余裕がない人に。あまり身体が丈夫でない人、老人、手術や心臓病の回復期の人に理想的です。	都会や空気の汚れたところでは、マスクをつけるなどして汚染物質を吸い込まないようにする必要があります。歩く時は安全に配慮を。だれかに通る道を言っておく、または、だれかと一緒に歩くなどします。
■エアロビクス教室 自分の健康状態や経験の程度に合ったクラスを見つけましょう。エアロビック運動の前にウォーミングアップとストレッチがあり、運動後にクールダウンと終わりのストレッチがあるはずです。しばしば、ウェイト、バンド、バーなどを用いた筋力トレーニングや筋コンディショニングを含みます。	安全なコントロールされた環境でたっぷりとエアロビックを行うのは、音楽に合わせて気の合う仲間と一緒にエクササイズが楽しめて、いいものです。ルーティンで筋肉の協調性を、ストレッチで柔軟性を高めます。コンディショニングワークでも筋力が高まります。	プラスαのモチベーションがほしい人や単なる運動では退屈な人に。一般に男性より女性に人気があります。	エアロビクスは衝撃が強く、膝（ひざ）やくるぶしの関節にハードです。ルーティンを行うにも、一定の協調性が絶対に必要です。けがや問題があったり、妊娠中の人は必ず、クラスが始まる前にインストラクターにその旨告げてください。
■ウェイトトレーニング ジムかフィットネスセンターのインストラクターに頼んで、あなたの体力評価、トレーニングプラン作成、定期的なチェックをしてもらいましょう。セッションはたいてい週に3回各30分で、筋肉の回復を図るため、1日おきに設定します。前後に必ずストレッチを行いましょう。	ウェイトトレーニングでは、個別の筋肉群を鍛えることができます。筋肉を完全に伸ばすので、柔軟性が高まります。しかし、エアロビック運動を取り入れて、ジムをハイペースで回らない限り、心臓血管への効果は期待できません。	筋力をつけて身体を整えたい人に。ウェイトを使ってトレーニングを始めると、数週間で結果が表われ始め、筋肉がついてくるので、大きな自信が湧き上がってきます。	ジムやフィットネスセンターはお金がかかります。自分が快適だと感じられるところを見つけることが大切です。適切な指導・監督を行っているジムばかりとは言えませんから、けがをする恐れがあります。

自分に合うのはどんな運動？

運動	プラスの点	合うのは？	マイナスの点
■ピラーテ スプリングのついた器具、体重や重力といった抵抗を使った穏やかなシステム。流れるようなコントロールされた動き、特別な呼吸法により、筋肉のスタミナと協調性を増します。すべての動きが注意深く監視され、正確なやり方で正しい筋肉を使っているかどうかをチェックします。普通、週1回1時間の教室で指導します。	筋肉の可動性、強さ、柔軟性を高めることによって、姿勢の悪さや不均衡を正す安全な方法です。腰や背中の痛みを和らげ、身体を整え、なめらかなボディーラインを作るのに効果的です。物理療法士、整骨医が推薦する方法で、けがの後のリハビリに優れ、以前の故障が再発するのを防ぐ効果もあります。	だれにでも効果がありますが、特に腰痛に悩む人にはうってつけで、また妊娠中に行っても全く安全な運動です。	ピラーテは人気が高まってきたとはいうものの、大都市を除けば、まだまだ指導者が多いとは言えません。
■サイクリング 戸外で、理想的には田舎に出かけて行います。天気が悪い時は、ジムにある据え付けのバイクを使います。これは、ハンドルバーが動くようになっていて、上半身のワークアウトも同時にできます。徐々に時間を伸ばし、最低30分間連続でサイクリングすれば、エアロビック運動の効果が得られます。	下半身をも整えてくれる理想的なエアロビック運動。心循環系の機能と耐久力を高めるシンプルで効果的な方法。	ほとんどだれでも。据え付けのバイクを使えば、距離と運動の強度を徐々に増やしていけるので、進歩が目に見えます。職場が比較的近いなら、サイクリングで通勤すればいい運動になります。それに、交通費や燃料代も節約できます。	空気の汚れた都市でサイクリングすると余計な毒素を吸い込んでしまうので、マスクが必要です。込み合った道ではスピードが出せないので心拍を一定に保つのは難しいでしょう。普通の自転車では、上半身は鍛えられません。
■太極拳 古くから伝わる運動法で、一連の流麗な動作を含みます。これが簡単そうに見えて、思いのほかに難しいのです。通常の教室は、週1回1時間の指導です。毎日20分程度行えば、最大の効果が得られます。	優れたストレス解消法として知られ、心身を深くくつろがせ、同時にすばらしいエネルギーと活力を注ぎ込んでくれます。柔軟性を養い、バランスと協調性をよくし、心臓を鍛え、肺活量を高めます。	年齢や健康状態に関わらずだれでも。老いも若きも変わりなく学べます。骨を強くしたい人には最善の方法で、重度の骨粗鬆症や関節炎の人でもできます。そのゆったり静かな優雅さに惹かれる人に特にお勧めです。	覚えるのに相当の忍耐と規律を要します。先生が必要で、本やビデオだけで太極拳を覚えるのは困難です。中には太極拳の静かで精緻(せいち)な動きに、かえっていらいらする人もあります。

自分に合うのはどんな運動？

運動	プラスの点	合うのは？	マイナスの点
■水中エアロビクス 水中で行う以外は、普通のエアロビクスと全く変わりません。水中エアロビクス（アクアビクス）は、深さが一定の専用プールで行うのが、簡単に動き回れて理想的です。ウォーミングアップから始めて、有酸素運動に移ります。水の抵抗も、身体を整えてくれます。教室によっては、フロートやミット、バーベル、ウレタンチューブなどを使った筋力トレーニングを組み込んでいます。	関節に何の負担も緊張も強いません。水がクッションになって身体を守ってくれるので、適切なウォーミングアップを行い、きちんとしたレッスンプランに従いさえすれば、けがの心配は全くありません。水泳と同様、水中でのワークアウトはリンパの流れを助けます。マタニティーブルーを含む、うつ病の軽減にも効果があります。	運動の初心者に。アクアビクスは安全で楽しく、各自のペースで練習できます。高齢の方、妊娠中の女性、関節に故障のある人に理想的です。水中で運動してみたいが、泳ぎはあまり得意でないという人には最高です。	専用プールが身近にないとできません。冷えたり、退屈することがないよう、指導者の力量も問われます。
■ダンス ダンスにはいろいろな形があります。バレエ、ベリーダンス、サルサ、社交ダンス、ラインダンス、フラメンコ等々。またライフダンス、ビオダンサなど、自由な表現を奨励する「ダンスセラピー」もよいでしょう。ほとんどのダンスは、毎週1時間程度のレッスンで指導を受けられます。	何よりも、ダンスの魅力は楽しいこと！ ダンスの種類によって程度は違いますが、それぞれエアロビック運動になり、筋肉増強に役立ちます。身体を整え、協調性・柔軟性を高めます。気分も明るく高揚し、酸素供給も高まり、リンパの循環も刺激されます。	社交的な場で運動したい人に。年齢や能力に応じてさまざまなダンス教室があるので、きっと自分に合うものがあるはずです。「いかにも運動らしい運動」がきらいな人にも理想的です。	ダンスの種類によっては、関節に負担のかかるものもあります。ウォーミングアップとストレッチはきちんと行うこと。ダンスセラピーは一種の対決であるため、心理的な試練になるかもしれません。
■サイコカリセニックス® 23の動きと呼吸法を合わせたもので、すべての筋肉群に働きかけ、全身を目覚めさせます。1時間のセッション5回または、もう少し長いセッション2回で習います。その後は毎日15分間行います。	リンパの排出機能、柔軟性を高め、深いレベルで毒素を動かします。深い呼吸が酸素供給とガス交換をよくします。大いに元気が出、気分の落ち込みが直り、他の運動やスポーツのウォーミングアップとしても有効です。	長い運動時間はとれないという人に。家にばかりこもっている人や、よく旅行する人にも。どこでもでき、特別な器具や服装も要りません。	正規の指導者が比較的少ないこと。でも、ビデオで自習するという方法もあります。理想的とは言えませんが、やらないよりずっとましです。

Chapter Three
ナチュラルに心の汚れを取り除くために
Helping your mind detox naturally

家庭や職場、そして心の持ち方も含めた暮らし全体をすっきりさせれば、毒素との闘いにも目を見張るような効果が現われます。時間管理、リラクセーション、瞑想（めい）、前向きの行動が強い味方となるでしょう。

　毒素のない暮らしを実現したいなら、きれいな食べ物や水、有害物質のない環境など、外のことばかりに気を取られていてはいけません。思考、感情、周囲のエネルギー状態にも目を向けなければなりません。

　精神神経免疫学（PNI）という心と身体の相互作用を研究する分野では、心身は互いに影響し合っているということが、次々に明らかになってきています。あらゆる思考、気分、浮かんでは消える情緒さえ、神経化学物質を放出し、それが文字通り、幸福、喜び、安らぎ、恐れ、怒り、抑うつなどを身体に伝達しているらしいのです。したがって、私たちの感情はまず間違いなく、健康に直接つながっているのです。例をあげれば、長期的、慢性的なストレスは、心臓病から潰瘍（かいよう）まで多くの病気の第一要因となります。また、研究によると思考の力をコントロールできれば病気と闘うことができると言います。

　PNIはまた、私たちの思考や感情が時には、汚染や不愉快な添加物と同じくらいの毒性を持つという警告も与えてくれます。高度のストレスにさらされ、常に恐れや怒りや抑うつ状態を抱えて暮らしているとしたら、自分で自分の細胞に破滅的なメッセージを送り続けていることになるのです。

　私たちを取り巻く環境の性質そのものも、気分や感情に影響し、ひいては健康や幸福にも影響します。古代文明では生命エネルギー（中国では気（チー）と呼ぶ）の存在を認め、それが世の中にあるすべてのものに流れていると考えました。気の流れがスムーズで調和に満ちている時は、思考や感情もよい反応を示すのです。だから、ちょっとしたこと（たとえば家やオフィスが散らかっているとか）が私たちの心と身体に計り知れない影響を与えるのです。私たちは周囲にあるものと独立に存在しているわけではありません。波動レベルでは常に、私たちが出会うすべての人、すべての物と相互につながっているのです。

　この章では、私たちの周囲に調和のとれた気の流れを作る、いたってシンプルな方法を考えていきます。また、ストレスの多いライ

気とプラーナ

古く東洋から西洋に伝わった数々の癒（いや）しの体系は、体内に生命エネルギーの調和的な流れを蓄えることを目指してきました。中国ではそれを気（チー）と呼び、インドではプラーナ、日本では気、中東ではクーワと呼んでいます。気はすべてのものに流れています。私たちの身体と心だけでなく、周囲の環境にも流れています。気の流れが澄んで調和に満ちていると、身体は健やかになり、心は明晰（せき）になり、魂は高揚します。肉体においては、指圧（マッサージで）、動きやポーズ（気功、ヨーガ、太極拳で）、あるいは鍼（しんきゅう）（鍼灸で）で、気の流れをある方向に向けることができます。家庭やオフィスでは、たとえば風水のように、部屋や家具の配置を正しくすることで気の流れをコントロールできます。

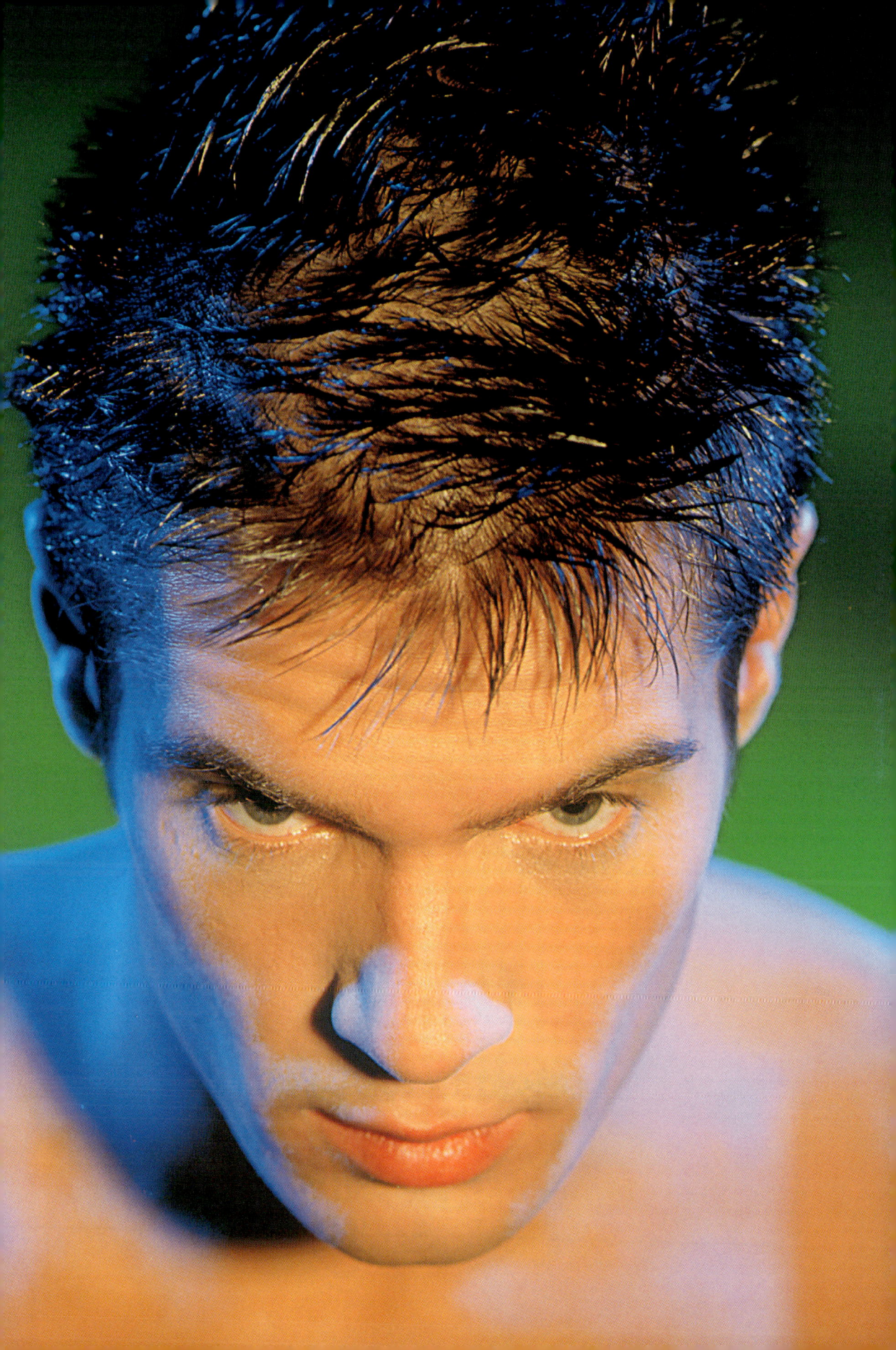

フスタイルによって生み出される心の毒素を減らす作業にも取りかかります。自分のデスクの上を整頓(とん)するというような、基本的なことでも、心や身体への負担を軽くしてくれるからです。

すっきりとした暮らし

　毒素のない暮らしの第一歩は、散らかったものを片づけることです。物質的なレベルでは、ものが散らかっているとほこりが溜まりやすく、アレルギー反応の原因になります。エネルギー的に言えば、気の自由な流れを妨げます。生命エネルギーが停滞するわけです。また、心理学では混乱したものに取り巻かれていると、心も混乱し不安になると言います。そこで、古い要らないものをすっきり片づけるに越したことはありません。中国では、古いものを捨てれば、そこに何か新しいものが生まれる余地ができると言います。

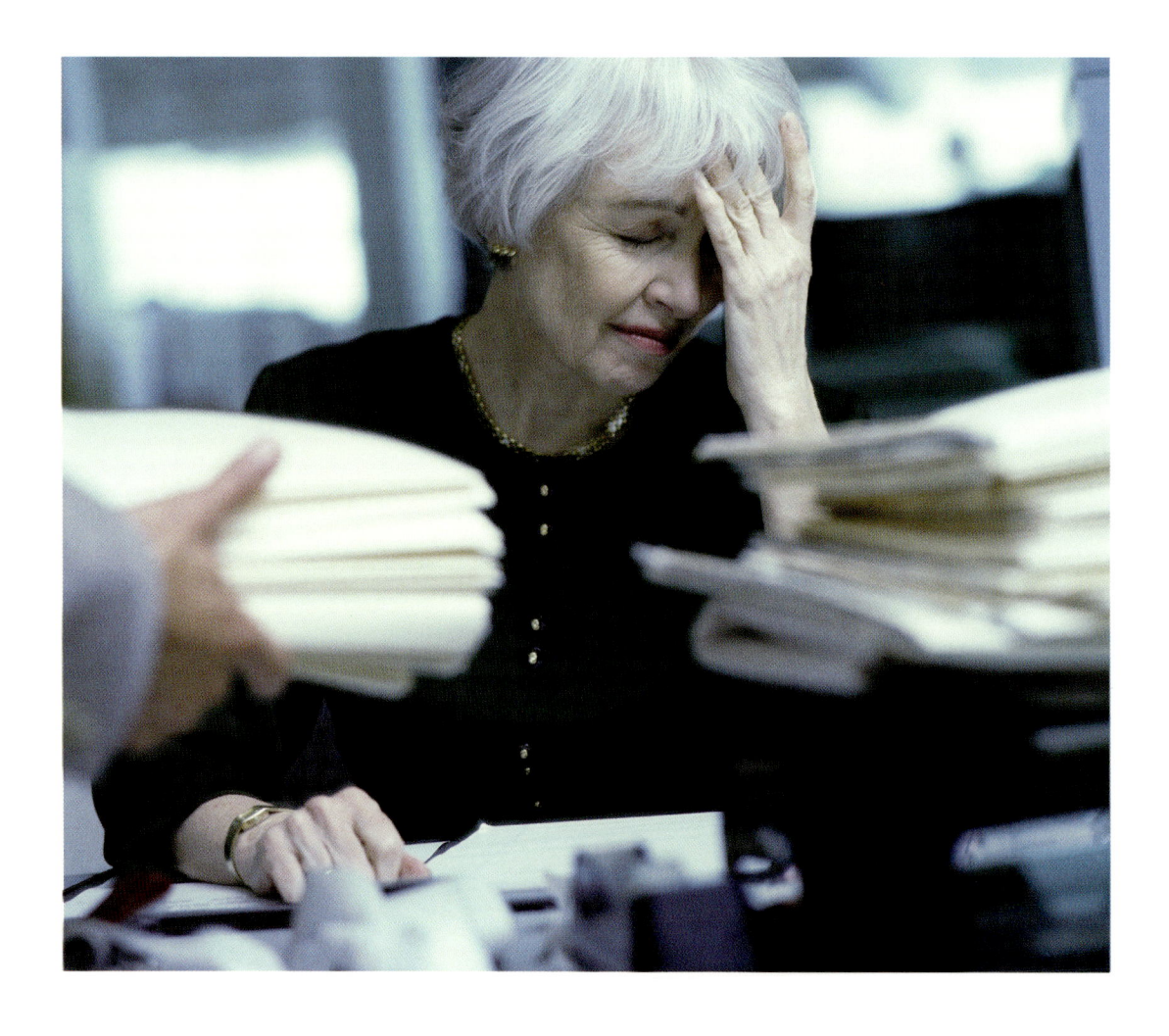

簡単に効果的にものを片づける方法

問題	解決法	自分への問い	自分への命令
サイズが合わないもの、全く着ないもの、ほころんだものなど、古い衣類があふれた押し入れやタンス	古着屋に売る、バザーに出す、女性のシェルターや支援団体などに寄付するなどします。	ここ2年間に1度でも袖を通した？ シミや破れはない？ 私に似合う？ サイズは合っている？	これが流行ることは二度とない。直して着るか、処分するか決めよう。
家やオフィスに積んである新聞や雑誌の山	雑誌は友人に譲ったり、病院などに寄付しましょう。新聞はリサイクルに出すか、暖炉の焚き付けにしましょう。	どうしても取っておく必要のある情報がある？ もしあれば、切り抜いてスクラップブックかファイルに整理しよう。	古いニュースや情報なら、インターネットや図書館でいくらでも手に入る。ファッション雑誌はすぐ流行遅れになる。
本棚やラックにいっぱいの本、レコード、CD、テープ	不要なものは、古本屋や中古品店に売るか、バザーに出すかして地域で役立ててもらいましょう。	これをもう1度読むかしら？ 最近、1度でも聞いたことがある？ 私は趣味がよくて教養があるんだと人に見せたがっていない？	これは図書館で借りられるし、もう1度買うこともできる。私は今、面白い新しい本や音楽のためのスペースを作っている。
引き出しに詰まった手紙、書類、領収書の束	「大事な書類」のファイルを作って重要なものだけ入れます。思い出のつまった手紙はきれいな箱にしまい、大切な住所や連絡先は、アドレスブックかコンピューターに保存します。	また要る時が来る？ 法律上、保管しておく必要がある？ 必要になれば、また情報は得られるのでは？	過去にしがみつくのはやめよう。必要な情報は、必要な時にいつでも手に入るのだから。
台所のごちゃごちゃ：全然使わない道具類、要らないフォンデュー鍋、焦げ付いたソース鍋	壊れたり、欠けたり、ひびが入ったものは捨てます。きれいでも使わないものは、「譲ります」の欄か慈善バザーに出しましょう。	私はこれを使っている？ これが好き？ 欠けたり、ひびが入ったり、壊れたりしていない？ 道具類や鍋の数が多すぎない？	台所は清潔に片付いて、ほこりもなく、すっきりしていなければ。欠けたりひびが入った陶器を使うのは衛生上もよくない。
洗面所の戸棚にあふれる古い薬や化粧品類	期限内の薬だけ入れた救急箱、有効な処方薬、必要最低限の化粧品だけ残します。その他の古い薬は安全な方法で処分します。	使用期限が切れていない？ 1年以上前のものではない？ 私はこれを使う？ これが必要？	新しい薬はいつでも買える。「まさかの時」に備えて古い薬を取っておかない。新色の化粧品を買うほうが楽しい。
大失敗だったけれど、高かったから捨てられない物	売っていくらかでもお金を取り戻すか、欲しいけれど高くて買えないという人に譲りましょう。	今後、これを使うことがある？ これがこの家の中になければ、私は気が楽になるのでは？	これは失敗だった。だれにでも失敗はある。さっさと処分して忘れよう。
ノスタルジックな先祖伝来の品	親類のだれかに譲る、あるいは人に売ってそのお金で家族と出かけましょう。	私が嫌いなものを持っていることを、ご先祖様はほんとうに望んでいると思う？	私は私の人生を生きる。親類中のだれも要らないものなら、なぜ私がそれを大事に持っている必要がある？

寝室をすっきり片づける

　なんの変哲もないベッドルームでも、ごちゃごちゃ物が置いてないだけでこんなにすてきになるのです。寝室は心が休まる空間でなければなりません。そこは、身も心も魂もゆったりくつろいで自分を取り戻せる場所のはず。すっきり落ち着いた空間で、ゆっくり眠り、夢を見られるのが理想ですね。ところが、現実はどうでしょう。寝室がごちゃごちゃした物の置き場になっていませんか。それでは、心と魂のデトックスなどできるはずがありませんね。

　服がいっぱいの洋服ダンス。衣類の総点検を行い、厳しく正直になりましょう。自分にこう聞いてみること。私はこの服を過去2年間に着た？　サイズは合っている？　シミや直せないほど破れたところはない？　心を鬼にして衣類の山を一番手近なチャリティーショップに持っていきましょう。

　引き出しいっぱいの半端なもの。輪ゴム、古い領収書、チケット類、その他もろもろのごみくず。新聞紙を広げ、その上に引き出しごとひっくり返して中身を広げます。情け容赦は無用です。ほんとうにこれが必要ですか？　将来、ほんとうに要るようになっても、新しいものが手に入るのでは？

　書斎や仕事場を兼ねた寝室。もし可能なら、コンピューターやファイルキャビネット、その他の仕事関連の道具一切を別の部屋に移しましょう。どうしてもそれが無理なら、大きな間仕切りで仕事用のスペースを囲ってしまうことです。電話は、仕事時間以外は抜いておくか、留守電にしておきましょう。

　押し入れやベッドの下にある箱やケース類、古いテニスのラケットなど。中国の配置の芸術、風水ではごたごたしたものが置いてあるのは、特にそれが押し入れやベッドの下ならば凶だと言います。ごたごたを解消するには、見えないところに隠すより、きっぱりと処分することです。

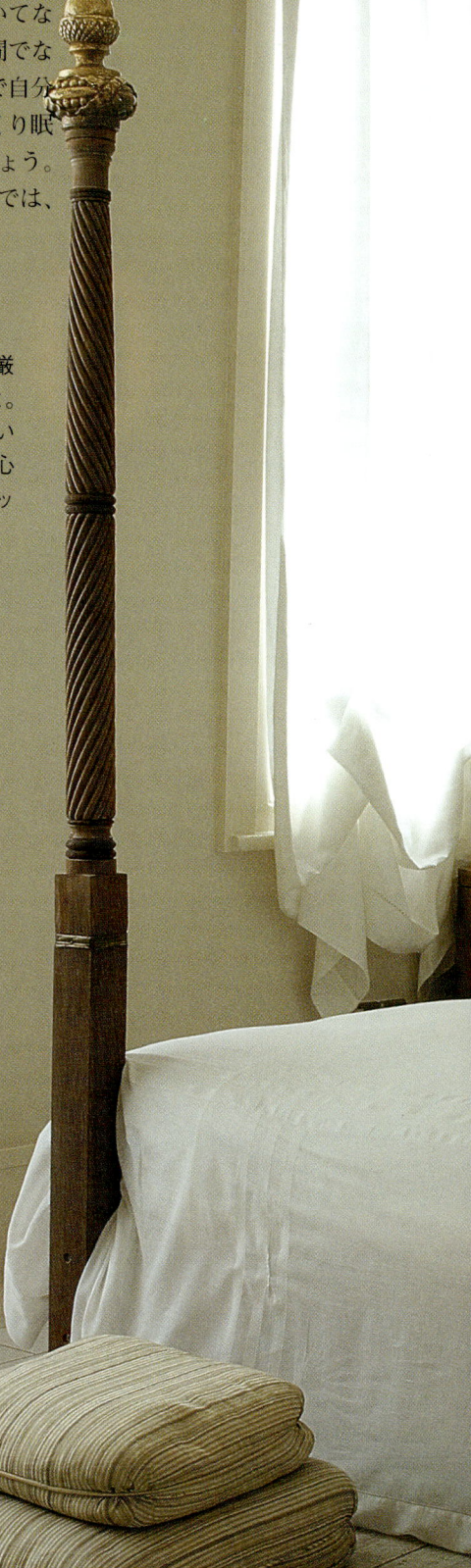

Decluttering your bedroom

寝室に置いたテレビや電話。電子機器は眠りを妨げたり、健康に害を及ぼす電磁波を出すので、よくありません。ベッドルームから、電子機器を追放しましょう。

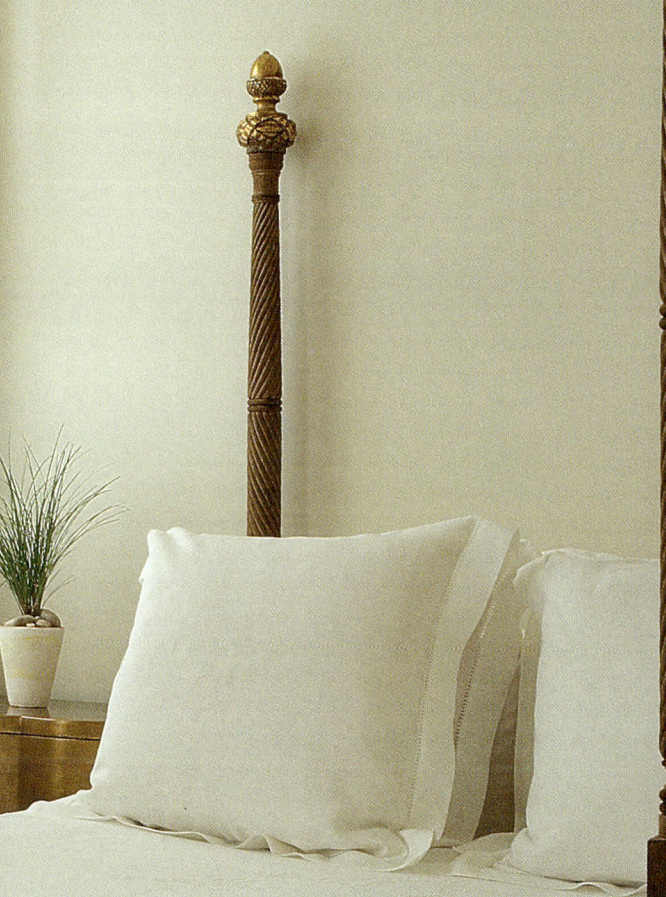

ベッド脇に積み上げてある新聞や雑誌の山。何か特別に取っておきたいレシピや情報があるなら、そこだけ切り抜いてスクラップブックへ。そうでなければ、雑誌は病院に寄付し、新聞はリサイクルに出しましょう。

書類や手紙、写真の束。どこの家庭でも「大事な書類」のファイルはあるはずです。そこに、保険証券、ローンの書類、税金関係のこまごました書類、免状などをきちんとファイルすること。写真や手紙は選り分けて、自分にとってほんとうに大切なものだけをすてきな箱かアルバムに整理しましょう。

化粧品でいっぱいのドレッサー。化粧品をいつまでも取っておくのはよくありません。使用期限を確かめ、表示がなくても1年以上経ったものは全部捨てましょう。

脱いだ衣類の山。洗濯すべきものは、かごか袋に入れましょう。曜日を決めて定期的に洗濯しましょう。つくろわないといけないものはすぐにしましょう。でないと、永遠にそこに積んだままになります。

仕事場をすっきり片づける

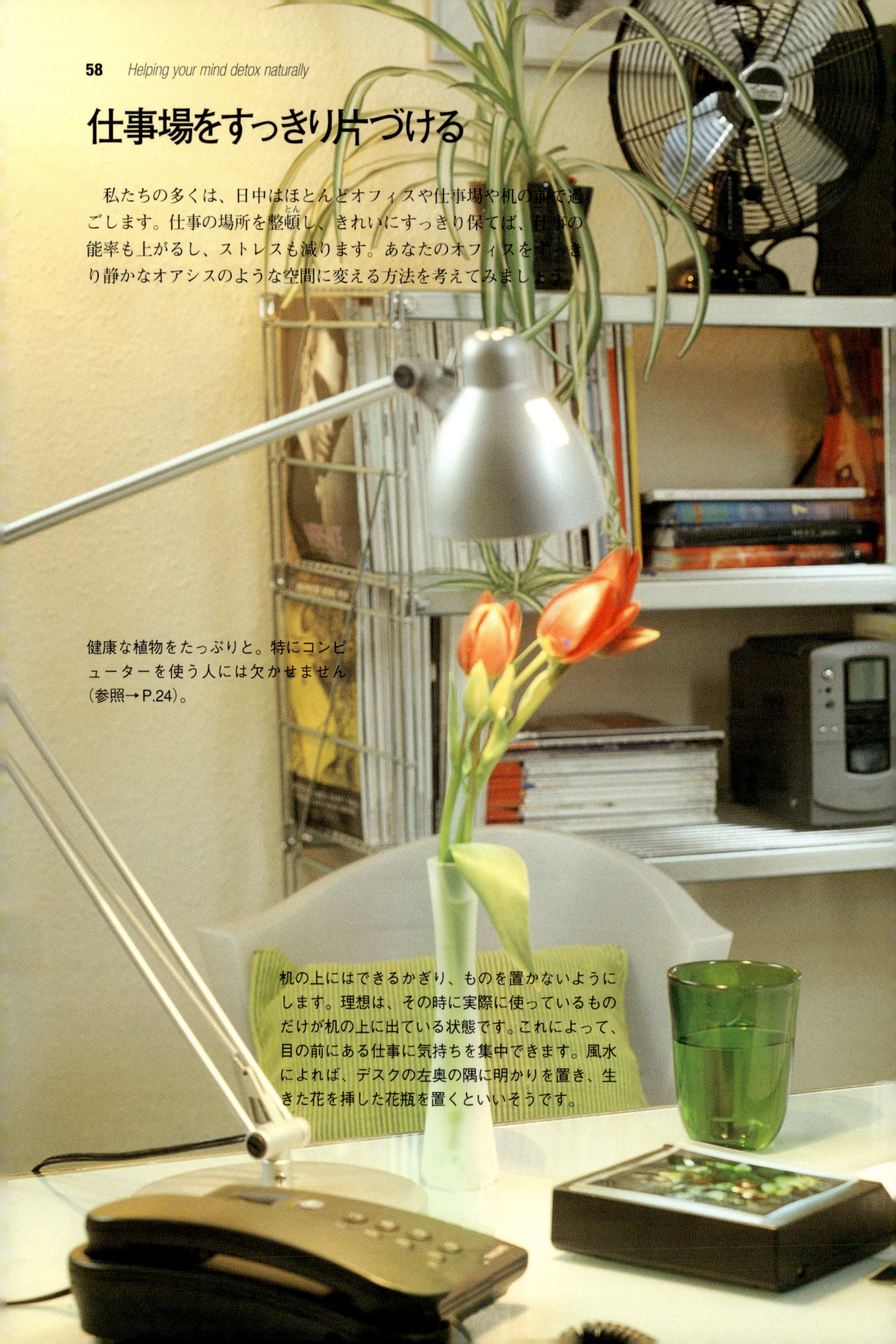

　私たちの多くは、日中はほとんどオフィスや仕事場や机の前で過ごします。仕事の場所を整頓し、きれいにすっきり保てば、仕事の能率も上がるし、ストレスも減ります。あなたのオフィスをすっきり静かなオアシスのような空間に変える方法を考えてみましょう。

健康な植物をたっぷりと。特にコンピューターを使う人には欠かせません（参照→P.24）。

机の上にはできるかぎり、ものを置かないようにします。理想は、その時に実際に使っているものだけが机の上に出ている状態です。これによって、目の前にある仕事に気持ちを集中できます。風水によれば、デスクの左奥の隅に明かりを置き、生きた花を挿した花瓶を置くといいそうです。

Decluttering your work space **59**

オフィスや仕事場は十分な照明を設けて、明るく風通しよくしましょう。理想的には、部屋に入ってくる人が見えるように、ドアから対角線上に反対側の隅に座ります。窓に背中を向けて座らないこと。窓を細く開けて常に空気が入れ替わるようにしましょう。

オフィスの床の上に書類を積み上げておかないこと。全部、きちんと整理しましょう。新しく来た書類はどうするかその場で決めます。すぐに処理するか、後で使えるようにファイルするか、捨てるかです。

オフィスを自分らしい空間にしましょう。いいアイデアが湧きそうな絵をデスクや壁に飾ってみます。コンピューターの上にはあなたの好きなクリスタルを置きましょう。

気のエネルギーを高めるため、アロマセラピーのろうそくをデスクの上にともしましょう。オフィスに入った時にやさしい音色を聞かせてくれるように、ドアの内側にウィンドチャイムをつけましょう。金魚と通気装置を入れた金魚鉢を置けば、気のエネルギーが満ちてきます。

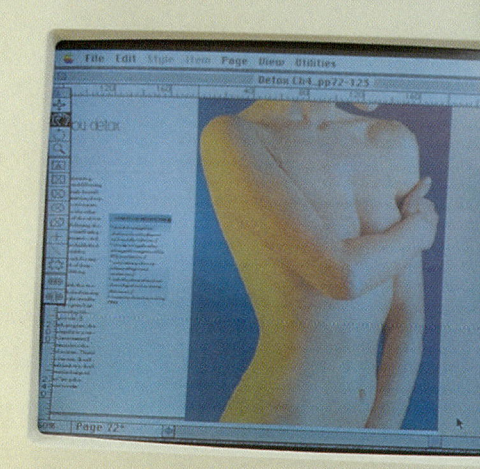

大切な書類はきちんとファイルキャビネットなどに整理しておきます。年に1回、時間を取って、保管してあるすべての書類を点検し、まだ必要か、古くて役に立たないものはないか確かめましょう。

心をすっきりと保つ

　もし自分の心が家だとすれば、家の中はどんな様子ですか？　きちんと片付いた、静かで目的の定まった空間ですか？　それとも、気が狂いそうに散らかった無秩序なごみ捨て場ですか？　おそらく答えは両者の中間のどこかでしょうね。けれど、ほんの少しだけ、今ここで何もかもやめて、これから5分間、まったく何も考えないで過ごしてみてください。できっこない？　それはそうでしょう。心を空っぽにできるのはほんの2、3秒がせいぜいで、すぐに何かしら考えやら思いやら、気になることが浮かんできてしまうものです。このことから、私たちの心だって、部屋や家と同じようにごちゃごちゃになり得ることが分かりますね。そして、たいてい、心はごちゃごちゃなのです。

　無理もありません。私たちはかつてないほど目まぐるしく変化する世界に生きているのです。考えてみてください。今でもまだ、空の旅もテレビもコンピューターも大型スーパーもインスタント食品も知らずに育った人びとが生きているのです。だからと言って、当時の生活がストレスと無縁だったというわけではありません。間違いなく暮らしは非常に厳しかったでしょう。でも、生活の異常なスピードというものはありませんでした。現代人は皆、軽わざ師です。さまざまな要求と家庭や仕事上の問題のバランスをとるという、昔の人びとなら立ちすくんで考え込むようなことをやってのけています。

　現代の社会には、安らぎも静寂もありません。電話にファクス、ボイスメール、携帯電話にポケットベル。新聞に雑誌、テレビにラジオ、Eメールにインターネットもあります。ともすれば、情報のハイウェーで道に迷い、間違った道を高速で突っ走っているような気分になることさえあります。1日は時間が短すぎ、脳細胞の数は少なすぎます。情報のオーバーフロー状態です。

　生活のテンポはあらゆる点で速くなりましたが、専門家によると、私たちは実は時間を手に入れるどころか、失っているといいます。物事は蓄積し、私たちを圧迫して燃えつきゾーンに追い込んでいるのです。現代人を蝕（むしば）むストレスは、毒素の筆頭と言ってよいでしょう。

　そこで、あなたのデトックスプログラムに欠かせないのが、心のデトックスです。心をすっきり鎮め、情報過多の状態を改めましょう。これから数ページにわたって、自分の心を取り戻す方法を考えていきます。

情報過多

不要な情報が多すぎて、心がすぐに取り散らかってしまう状態をストップしましょう。

■通信販売を利用する時は、ダイレクトメールのリストに載せないよう、必ず頼んでおきます。

■不要なダイレクトメールは送り主に返送し、リストから外すよう頼みましょう。

■どうしても必要な場合以外は、気軽に自分のEメールアドレスをいろいろなサイトに打ち込まないこと。また、メーリングリストに自分のアドレスを載せないようにきちんと伝えること。

■購読している新聞や雑誌で減らせるものはないか検討してみましょう。

■テレビはほんとうに興味のある番組だけを見ます。それ以外はスイッチを切ること。

■ネットサーフィンはどうしても必要な調べものだけ、あるいは一定時間内に限りましょう。

あなたの心の汚れぐあいは？

質問に答える前に、よく考えてください。ゆっくりと時間をかけて。単純に「はい」か「いいえ」でなく、答えを文にしてみるのもいいでしょう。ぜひこの機会に自分の心の中を探検し、心が毒素に冒されていないか確かめてください。自分の答えから、どんなことが分かりますか？ ストレスに押しつぶされそうですか？ 心に重荷を負っていませんか？ 下の質問に3つ以上「はい」と答えた人は、たぶんイエスです。でも慌てないで。自分の気持ちを見つめてみましょう。それぞれの答えをもう1度見て下さい。これは最近のこと？ それともずっと前から問題でしたか？ 1から10の10段階なら、どの程度でしょうか？
ストレスや心の疲れは多くの場合、デトックスを始めればめざましく改善します。運動、正しい食事、呼吸法で、心を落ち着かせることができます。

1. 集中するのに困難を感じますか？　はい☐　いいえ☐
2. 決断が下せない時がよくありますか？　はい☐　いいえ☐
3. よくいらいらしますか？　友人や家族や同僚にきつい一言を言ってしまいますか？　はい☐　いいえ☐
4. 心配性ですか？　常にもっと悪いことが起こるような気がしますか？　はい☐　いいえ☐
5. すぐかっとなるほうですか？　はい☐　いいえ☐
6. よく恐怖を感じますか？　はい☐　いいえ☐
7. 感情をすぐに表に出すほうですか？　はい☐　いいえ☐
8. 自己評価が低く、すぐに自分で、または他人の言動によって落ち込みますか？　はい☐　いいえ☐
9. 他人を羨んだり、自分の人生に不満を感じたりしますか？　はい☐　いいえ☐
10. 1日の時間が絶対的に短すぎ、やるべきことが終わらないと感じますか？　はい☐　いいえ☐
11. のんびり腰を下ろしてくつろぐのが苦手ですか？　はい☐　いいえ☐
12. よく同時に2つ以上のことをしようとしていますか？　はい☐　いいえ☐
13. 締め切りやプレッシャーのかかる仕事をしていますか？　はい☐　いいえ☐
14. 何か中毒や依存症的な行動パターンがありますか？　はい☐　いいえ☐
15. 自分の時間がまったくないと感じますか？　常に忙しく動き回っていますか？　はい☐　いいえ☐
16. 人生における自分の役割に腹立たしくなりますか？　はい☐　いいえ☐
17. 眠れない、夜中に何度も目が覚める、悪夢にうなされるなどがありますか？　はい☐　いいえ☐
18. 朝、起きた時、まだ疲れが残っていますか？　はい☐　いいえ☐
19. よく泣きたくなりますか？　はい☐　いいえ☐
20. 罪悪感を感じますか？　悪いのは自分だとすぐ思うほうですか？　はい☐　いいえ☐

合計　☐☐　☐☐

賢い時間の使い方

　時間は、私たち現代人の最大の敵です。「1日がもう少し長ければ。再教育を受ける時間、あの外国語を習う時間、本を書く時間さえあれば、人生はすばらしいだろうに」。でも、そうとは言いきれません。パニックに終止符を打ち、生活に手綱を取られる代わりに生活の手綱をしっかり握る鍵は、時間をいかに賢く使うかです。それはまた、ストレスを和らげ、毒素を減らす鍵でもあるのです。以下のシンプルな指針に従い、時間を自分の手に取り戻してください。

優先順位をつける

　自分の人生で大切なことは何ですか。ほんとうに何よりも大切なことは？　自分の生活をどんなものにしたいのか、座ってじっくり考えてみましょう。1番優先したいものから順に並べていきます。あなたはすべての時間を仕事に費やし、家族と一緒に楽しむことはしないのですか。何か創造性を発揮したいけれど、夢をかなえる時間がとれないと思っていませんか。よりバランスのとれた人生とはどんなものか、自分なりに書き出してみましょう。

計画のための時間をつくる

　やりたいことが決まれば、今度は実現の方法を考えることに専念できます。定期的に計画のための時間を設けましょう。年に1回（全体を見るために）、月に1回（中間の視点で）、週に1回（より細かく）、毎日1回（具体的な行動プラン）のように。どの場合でも、これからその期間に何を得たいのか自問します。目標は何ですか？　もっとも重要な仕事は？　（たとえば休日、授業、家族、会合などに）これまでにどれだけの時間を費やしてきましたか？　長期的に何か大きな目標を持っていますか？

1日数分、自分だけの時間をとる

　毎日、計画の時間をとるだけで、たちまち人生は目に見えて違ってきます。毎日、その日の終わりにほんの数分を翌日の準備のために使えば、数時間の節約につながります。自信が生まれ、エネルギーが高まり、心が落ち着きます。潜在意識の部分が働き始め、眠っている間でも、次々にいいアイデアや解決法が湧いてきます。

　翌日の定例の仕事は何か、それ以外に達成したいことは何かを見極めます。移動時間も忘れずに組み込んでおきます。ちょっとした単発の用事（電話をかける、手紙やバースデーカードを出すなど）なら、仕事の合間の細切れ時間に済ませられるのでは？　やるべきことを延々とリストに書くのはやめましょう。やる気が失せますし、集中も持続しません。優先順位を決め、それに応じたプランを立てましょう。最後に、2、3分で必要なものを揃えておきましょう。

バランス感覚を持つ

　能率的なのは結構ですが、それが人生のすべてでは困ります！言いかえれば、たとえそれが能率のお化けであっても、化け物になってしまってはいけません。何事もバランスが肝心。賢い時間の使い方とは、あなた自身はもちろん、あなたと共に働く人、共に暮らす人によりクオリティーの高い時間を与えるということです。スパルタ式の健康道場のような生活を送ることではありません。能率よく仕事をし、人と交わり、遊び、自分の目標に向かって着実に努力を続けながらも、同時にまた罪悪感を覚えることなく日曜の午後をソファでのんびり過ごす時間も持てるということです。

自分の人生を取り戻す	
時間泥棒	**時間を生み出すもの**
1. **電話**：電話は短く、要点だけに。人に電話するなら、昼食前か終業間際にします。そうすれば無駄なおしゃべりに付合わされません！　集中を要する仕事のために、一切電話に出ない・かけない時間帯を決めます。電話はすべて、決まった時間帯に済ませます。 2. **突然の訪問者**：こういう人たちは「1分だけいいですか？」と聞いて、何時間も話し込みます。今は大丈夫なのか邪魔されては困るのか、はっきり伝えます。しつこい相手を追い払うにはボディーランゲージが有効です。立ち上がって、真正面から相手の目を見据えます。ゆったりした姿勢で座らないように。 3. **非効率な会合**：このミーティングの目的は何でしょう？　そのために必要な時間は？　はんとうにそれは必要でしょうか？　明確に要点を絞り、時間を設定しましょう。 4. **無秩序**：計画のなさ、優先順位のなさ、机やテーブルに積み上がった書類の山。余計なものをなくし、目的を明確にし、ストレートに秩序を持って。 5. **「ノー」といえない性質**：他人の感情を害するのを恐れていませんか？　自分ができる範囲以上のことを引き受けていませんか？　使える時間を考え、これ以上、仕事を引き受けられるかどうか判断すること。できないなら、明確に礼儀正しく断りましょう。	1. **片付いた机**：机の上には、ひとつのものだけ、今、現にやっているものだけ出しましょう。 2. **新しく来た書類の取り扱い**：すぐ処理するのか、ファイルするのか、捨てるのか、その場で決めます。 3. **「私」の時間の計画**：できれば、毎日一定の時間をだれにも邪魔されない自分だけの時間にします。その時間は、創造的な仕事やアイデアを生むために使うのもいいし、ただ静かに座ってエネルギー回復の時間にするのもいいでしょう。 4. **後手に回るより先手必勝**：何をいつ行うか決め、プランを立てます。自分との「約束」も人との約束と同じように大切にしましょう。 5. **1時間に1回のストレッチ休憩**：数分、その辺を歩き回るだけでも気分が爽快になり、集中力がよみがえります。 6. **自分のエネルギー状態に敏感になる**：世の中には朝型の人もいれば夜型の人もいます。あなたがもっともクリエイティブになり、きちんと物事を処理できる時間帯はいつですか。それに応じて1日の使い方を考えましょう。頭がまだ半分寝ているような時に、大切なことをやろうとしてはいけません。そんな時間は、電話や雑用に使いましょう。

リラクセーション、瞑想、マインドフルネス

　瞑想とリラクセーションは、ストレスと闘い、毒素に冒された心の持ち方を改める強い味方です。では、世の人びとがこぞって瞑想やリラックスをするかと思えば、そういうわけではありません。おそらく、瞑想は難しくて神秘的で、ともすれば退屈なものと見られているのでしょう。おそらく、私たちは現代社会の狂乱のリズムに躍らされ、ほんの少しの時間でもリラックスするのに罪の意識を覚えるのでしょう。けれど、ほんの5分か10分でもこうした習慣を持てば、自分を立て直し、乱れた心を鎮める一助になります。きわめてシンプルながら、絶大な効果のある方法なのです。

基本的な瞑想訓練

1. 鋭敏な、しかし余分な力を抜いた楽な状態で、背もたれのまっすぐな椅子に腰掛けて足を床にしっかりつけるか、厚さ7.5から15センチくらいのしっかりした硬めのクッションに腰を下ろします。
2. 背中をまっすぐ伸ばし、頭、首、背中を一直線に保ち、身体をリラックスさせます。
3. 安定した深い呼吸を始めます。吸う息と吐く息に意識を向け、お腹がふくらみ、しぼむのを感じます。そこにすべての意識を集中すること。
4. 注意力が散漫になってきたら、ただその事実を心に留め、思念をそっと、呼吸と、上下するお腹の動きに戻します。
5. できれば、そのまま20分くらい座って過ごします。
6. 終わっても、いきなり立ち上がってはいけません。ゆっくりと自分を平常の意識状態に戻します。周囲の部屋の状況が意識に入ってきたら、静かに伸びをして、完全に意識が戻ってから立ち上がります。

　瞑想には実にさまざまなやり方があります。上のやり方が自分に合わない時は、別のやり方を試してみましょう。

☐ ろうそくに火をともし、前に置いて座ります。静かにろうそくの炎に目を向け、見つめます。炎に意識を集中します。

☐ ゆっくり1から10までの数を頭の中で数え、その数だけに意識を向けます。注意力が散漫になってきたら、1に戻って始めからやり直します。（大丈夫。最初から10近くまで行ける人はほとんどいません。）

☐ マントラ、聖音、好きなことばやフレーズをひとつ選びます。楽な姿勢で座り、選んだことばを繰り返します。それは「オーム」でもいいし、「あーーー」のような音や、「私は安らかな気持ちです」のようなフレーズでもいいのです。何か、あなたにとって意味があるものを選びましょう。

筋肉のリラックス

1. 落ち着ける部屋で横になります。楽な姿勢で暖かくします。
2. 10回深呼吸をして、そっと目を閉じます。
3. 意識を自分の頭に向けます。数秒間、頭に思い切り力を入れて緊張させます。それから、一気に力を抜きます。これで頭はリラックスしました。
4. 顔を緊張させます。まぶた、頬、あご、口も。力を抜きます。
5. 同様に全身を順に行います。首、肩、腕、手。次に胸、お腹、腰、お尻、腿、膝、ふくらはぎ、足、爪先と行います。
6. 今度は全身の状態を見直します。どこかに緊張が残っていませんか？　もし残っていれば、戻ってそこだけもう1度やり直します。

視覚化

　視覚化のテクニックは、抜群の効果があります。定期的に練習すれば、いつでも、どこでも、この視覚化を思い出すだけで、瞬時に穏やかな心の状態に自分を持っていくことができます。自分が穏やかな美しい場所にいると想像するというのは、the American Institute of Stress（アメリカストレス協会）などの団体が勧める重要なストラテジーのひとつです。理想的なのは、最初の何回かストレスを感じていない時に、このテクニックを練習しておき、リラックスした雰囲気を徐々に作り上げておくことです。それ以後は、優れたストレス解消法になります。

1. 暖かい快適な場所に座るか横になるかします。そっと目を閉じます。
2. 1から10まで数えながら、ひとつ数えるごとにどんどんリラックスしていき、ますます深く安らかな気持ちになっていくと自分に言い聞かせます。
3. 自分が心から気持ちよく安全だと感じられる場所を思い浮かべます。実在の場所でも架空の場所でも構いません。たとえば、美しい浜辺、森の木立の間、心地よいひじ掛け椅子のある暖かい部屋等々。
4. その場所を細部まではっきりと頭の中に描き出してください。そこはどんなふうに見えますか？　どんな匂いがしますか？　どんな音が聞こえていますか？　砂や草や暖かい毛布の手触りが感じられますか？
5. その場所が手に取るように分かるようになるまで練習します。そうすれば、あなただけの隠れ家を持てたのですから、もういつでもストレスが溜まってきたらそこに逃げ込むことができます。

マインドフルネス――現代の瞑想

　瞑想やリラクセーションより、さらにシンプルなテクニックがあります。マインドフルネスは現代的にアレンジした瞑想であり、神秘的・宗教的な意味合いを取り去り、狂気じみた西洋社会の現実に合うよう、さらに磨きをかけたものです。これは分かりやすい形の心身の薬です。外部の世界に翻弄されることなく、自分の心と身体の声に耳を傾けることによって、人生の主導権を取り戻そうというシンプルな考え方に基づいています。この方法を開発したマサチューセッツ大学付属病院のストレス軽減クリニックのジョン・カバット＝ジン（Jon Kabat-Zinn）は、マインドフルネスが乾癬から慢性の痛みまであらゆる病態に効果があることを発見しました。彼は心臓病から潰瘍性大腸炎、糖尿病からがんまでさまざまな病気を持つ患者にこの技術を教えました。さらに、このテクニックによって、

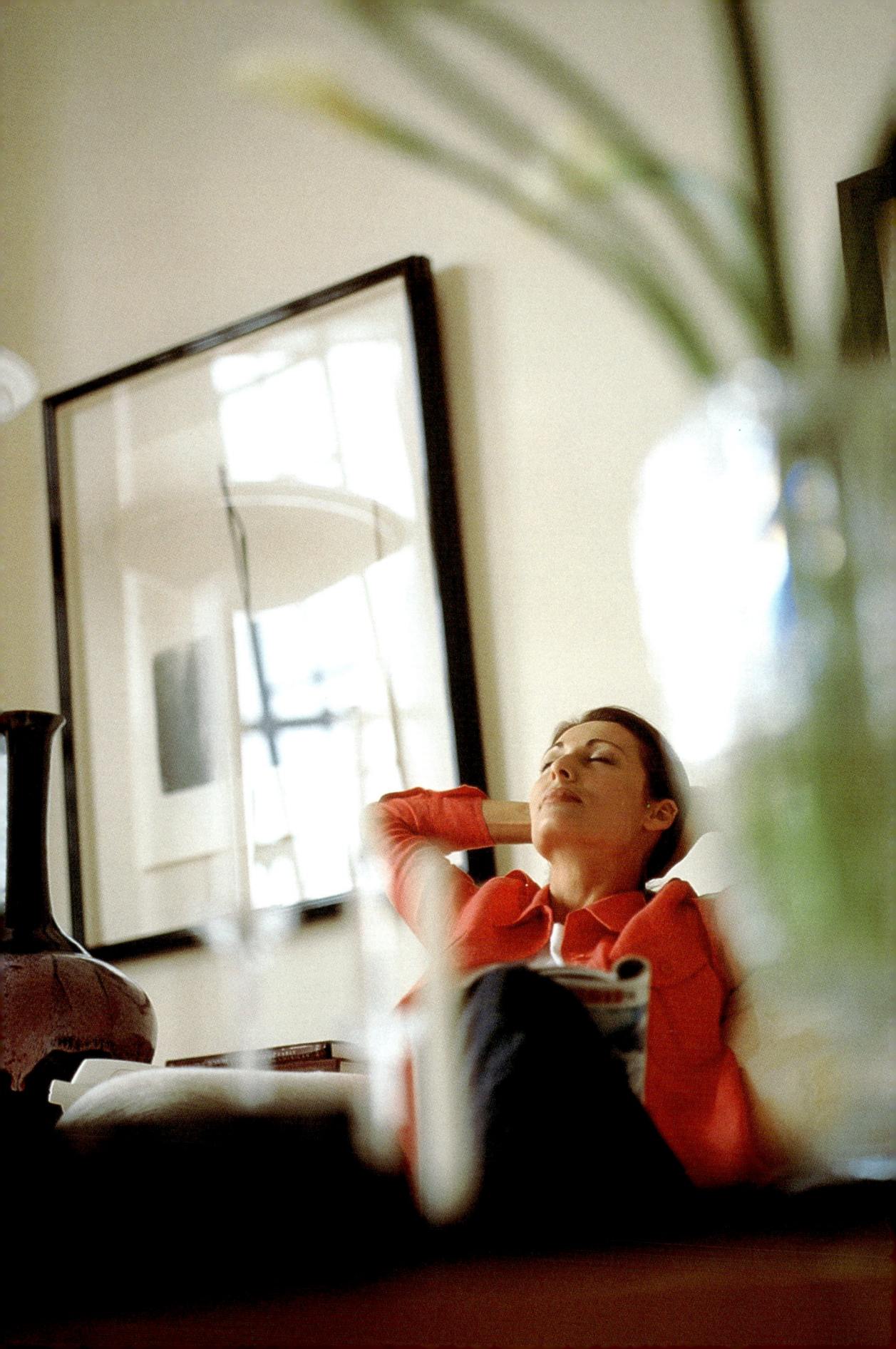

不安や抑うつをも軽減できることを発見しました。これは、デトックスという私たちの目的にぴったりです。

これは簡単なテクニックです（参照→下の囲み）。マインドフルネスの1番の基本は、ただ止まって、この一瞬に意識を向けるということです。もっとも簡単なやり方は、自分の呼吸に神経を集中し、浮かんでくる想念や不安を静かに追い払うことです。毎日45分間、マインドフルネスの時を持てれば理想的ですが、ほんの数分でも大きな違いが生まれます。たった5分でも5秒でも、ひたすら呼吸をし、力を抜きます。ただ、この瞬間をありのままに捉え、ありのままの自分になることを自分に許すだけでよいのです。

マインドフルネスを役立てるために

■毎日、マインドフルネスで1日を始めましょう。いつもより少し早めに目覚めたら、少しでも身体を動かす前に呼吸に注意を向け、5分間意識的に呼吸をします。ベッドに横たわっている自分の身体を感じたら、身体をまっすぐにして伸びをします。これから始まる1日を可能性に満ちた冒険の旅だと思ってください。どんな1日が始まるか、あなたはまだ何も知りません。

■1日のうちに何回か、活動の手を止め、座って自分の息に意識を向けてみてください。ほんの5分でも5秒でも構いません。ただ呼吸し、一切の努力をやめ、等身大の自分に戻ります。

■1日に1回、ただ存在するだけの時間を持ってください。5分でも結構です。20分か30分ならなおよいでしょう。座って呼吸に意識を集中し、心が漂い始めたら、呼吸のほうに引き戻せばよいのです。

■マインドフルネスの時を、自分が人生に何を求めるのかじっくり考えるため使ってみてください。「私はだれだろう？」「私はどこへ行くのか？」「今、ある道を選んだら、私はどこへ向かうのだろう？」「私がほんとうに愛しているものは？」などの問いを自分に向けてください。答えを得ようとせず、ただひたすら繰り返し問い続けます。

■1日に1回、床に横になり、ほんの3、4分でよいのでマインドフルな状態で身体をストレッチします。自分の呼吸に親しみ、自分の身体の声に耳を澄ませます。

■普通の何気ない時をマインドフルネスにあてます。シャワーを浴びている時は、考え事をしないで、肌に当たるお湯の感触をしっかり感じてください。食事の時には、食べ物の味をしっかり味わいます。

■自分自身へのいたわりを練習してみましょう。座って呼吸をしながら、自分を受け入れ、慈しむような感覚が胸に湧き上がってくるのを迎え入れます。その感覚が去っていきそうになったら、そっと引き戻します。愛に満ちた両親の腕に抱かれ、完全に受け入れられ、完全に愛されている自分を思い浮かべてください。

心の汚れを取り除く方法

　もう1度、61ページのチェックリストに対する自分の答えを見てみましょう。何か、心の毒になる感情がありましたか？　たとえば怒り、恐れ、罪悪感、嫉妬は？　たいていの人は、何らかの否定的な行動パターンを持っているものですから、そのことで自分自身を責める代わりに、その感情を変える方法を考えましょう。

　中には根の深い長年の問題を抱えている人もあります。感情を扱おうとすること事体に落ち着かず、脅威を感じるとしたら、サイコセラピストやカウンセラーなど、きちんとした訓練を受けた専門家に相談したほうがいいかもしれません。自分の感情について語るのがいやなら、ディープ・ティシュー・マッサージやゼロ・バランシングなどのボディーワークを試してみるのもいいでしょう。

　けれど、多くの暗い感情は、私たちがほんとうの欲求を表現できないがために現われてくるものです。自分が望むもののために立ち上がるだけの自信と自己評価が欠けていることが、不安や憤りや不適切な怒りにつながるのです。自分の価値をしっかり認めること、そしていくつかのシンプルなテクニックが大いに役立ちます。もし、あなたが自分の感情と向き合いたいと望み、向き合えると感じるなら、以下のエクササイズは有益な出発点となるでしょう。

肯定的な自己対話

　私たちは多かれ少なかれ、常に自分と話をしています。そして、他人が言ったことが私たちに劇的な影響を与えるように、私たち自身の内なる声、つまり自己対話も大きな影響を与えるのです。残念なことに、私たちの多くは自分の悪いところばかり責めるような自己対話をしており、「私はばかだ」「私はばかなことを言っている」「私は何をやってもだめだ」のような自滅的なフレーズを繰り返しています。この多くは、否定的なメッセージを聞かされ、それを真に受けてしまった遠い過去に根っこがあるのです。悲しいことに、何かを繰り返し自分に言い続けていると、私たちの潜在意識はますますそれを信じ込んでしまうのです。否定的な自己対話からは、不安と落ち込みしか生まれません。

　最初の一歩はこの声に気づくことです。自分が自分に対して言っていることばに耳を傾けましょう。その声の主が分かりますか？　それは両親かもしれないし、教師や兄弟、幼い頃の友だちかもしれません。

　その声と対話をし、否定的な感情の根っこを探ってみましょう。ゲシュタルトセラピーのテクニックを使って、椅子かクッションをふたつ置くのもいいでしょう。「自分」の椅子に座り、空いた椅子に向かって問いかけます。次に空いた椅子に移り、否定的な声、つまり自分の過去からの人物になって答えます。椅子から椅子に移っ

て、対話を続けます。

　もちろん、その声に反論することもできます。過去の成功、何かを非常にうまくやれた時のこと、障害を乗り越えた時のこと、気分がよかった時のことなどを思い出してください。そして、自分はすばらしいと、繰り返し何度も自分に言い続けてください。

　アファーメーション、つまり肯定的なことばを否定的な自己対話と置き換えるのです。もっとも毒のある感情を捉え、それを裏返しにしてやるのです。「私は何もかもが怖い」と言う代わりに、「私は勇気と自信に満ち、主導権を握っている」と言うのです。「私はどうしても怒りに我を忘れてしまう」と言わず、「私は常に自分の感情をコントロールでき、それを落ち着いて適切に表現できる」などのように言うわけです。

　自分のアファーメーションを毎日20回書いて自分の潜在意識に刻み込みましょう。1日中ずっとそれを、胸の中で自分に、あるいは鏡に向かって声に出して言い続けてください。また、紙に書いて、よく見えるところに貼っておきます。

　もっとも強力なアファーメーションは、「私は自分を愛し、受け入れます」というシンプルなことばです。これは大いに自己評価を高めてくれます。

自分の感情を表現する

　もちろん、時にはほんとうの感情を抑えたり隠したりするのが賢明な場面もあります。けれど、いつもいつも感情を押え込み、怒りを一切表に表さず、不安を隠し、嫌な気持ちを呑み込んでしまうのは、健康的とは言えません。感情を表出できないと、頭痛から心臓血管系の故障までさまざまな健康上の問題を生じます。でも、どうすれば自分の感情を表現できるようになるのでしょう？

　やみくもに叫んだりどなったりして、不安を怒りに転化してはいけません。1番いいのは、攻撃的になるのではなく、主張的(アサーティブ)になることです。

　正直に自分の感じた通りをことばにしてみます。「私はそれが怖くてしかたない」「私は今、ひどく落ち込んでいる」「私はあなたがそうするのがすごく嫌だ」など。表現はどうでも、鍵(かぎ)は自分の感情を否定しないこと、そして、その感情を人から隠そうとするいつもの習慣に陥らないことです。常に自分がどう感じているのか明確にします。

「ねばならない」は忘れること

　怒りは、常に破壊的な感情です。怒りが肉体や精神に深く影響することは多くの文献で証明されています。では、怒りはどこから来るのでしょう。単純に言えば、自分や他人に不当な要求を押し付けることによって私たちは怒りを生み出しているのです。

　私たちはどれだけたくさんの「するべき」「して当然」「ねばならない」を使っていることでしょうか。怒りにはいつも「べき」がくっついています。「もっと常識をわきまえるべきだ」とか「あんな失礼な態度をとるべきではない！」とか。

　使うことばを変えてみれば、力点の置き方がまったく変わってきます。「あなたが家の中のことをもう少し手伝ってくれたらすてきだと思うわ」と言うのと、「あなたはもっと家の中のことを手伝うべきよ」というのはずいぶん違います。どうして人は何かをするべきなのでしょうか。大事なのは、あることが違ったやり方で行われれば、あなたがそれをとてもうれしいと思うという点です。「ねばならない」は忘れて、人に何かを要求するのをちょっとやめ、自分の感情にどんな変化が起こるか確かめてください。

視覚化

　有害な感情や行動を変えたいなら、視覚化は強力な武器になります。

　自分が強い力を持ち、普通なら有害な感情を抱いてしまうような状況にうまく対処しているというイメージを浮かべます。誇らしくなるようなやり方で事態に対処している自分を描くのです。似たような状況をうまく処理できた過去の時を思い出してみましょう。あなたはどう行動しましたか？　もう1度同じテクニックを使うことはできませんか？　いつも臨機応変にうまく対処できそうな人物を思い浮かべてください。その人なら、どうするでしょうか？

　今度は、ある状況をうまく処理できなかった時のことを考えてみます。その時、あなたはどうすればよかったでしょうか？　自分がそれを違ったやり方で上手に処理している場面を描いてみましょう。正確に詳しくイメージしてください。具体的にどうすればよかったと思いますか？　その理想的な行動を将来の状況に応用できますか？

トングレン──仏教の瞑想

　ここまでは、否定的な感情を扱うスタンダードな心理学的方法を見てきました。最後のエクササイズは、はるかに霊的なアプローチです。けれど、トングレンは怒りや嫉妬、恐れなどの否定的感情を和らげる、見かけよりずっとパワフルな方法です。さらに、あなたが瞑想する対象の人物にもかすかな解毒作用をおよぼすので、双方に利益のある方法です。

□背筋を伸ばして座ります。
□5分ほど呼吸に注目し、心を鎮めます。吐く息を21まで数えます。
□あなたが深く愛している人物を目の前に思い浮かべます。息を吸う時、その人が感じているかもしれない苦しみ、不安、怒りをすべて自分の中に吸い取ります。
□息を吐く時は、あなたの中にあるよいものをすべてその人の中に吹き込みます。相手の痛み、苦しみがあなたの中で癒しの光に変わるところをイメージします。あなたは相手の苦痛を抱え込むのではなく、それを変化させるだけでいいのです。
□これを5分程度繰り返します。
□これがうまくできるようになり、自分の内部に癒しのエネルギーを感じられるようになったら、目の前に描く人物を変えても大丈夫です。徐々に段階的に、まず、あなたがよく知っている人物から、そしてあまりよく知らない人物に。最終的には、あなたが積極的に嫌っている人物や、怒り、恐れ、嫉妬、いらだちを感じる相手にも行えるようになります。

感情を癒すバークフラワー療法

バークフラワー治療薬は、イギリスのなんでもない植物や花のエッセンスから作られたもので、ホメオパシーに似て、その成分はかなり希釈されています。安全性が高く、使い方はいたってシンプルで、舌の上か飲み物に数滴落とすだけです。それぞれのエッセンスは、異なる感情や心理状態に効果を示します。ここに挙げたものは特に心の毒素に効き目の高いものです。

- ■チェリープラム：理由のない不安や想念
- ■レッドチェストナッツ：不安過多、対人恐怖
- ■ゴース：希望の喪失、悲観
- ■インパティエンス：忍耐のなさ、落ち着きのなさ
- ■アグリモニー：快活さの裏に潜む自分を苦しめる思い
- ■ホリー：羨む心、嫉妬、憎しみ
- ■クラブアップル：自己嫌悪、自分を嫌う心
- ■ラーチ：自信のなさ、自己評価の低さ
- ■パイン：罪悪感、自分を責める心
- ■ウィロー：憤り
- ■ビーチ：不寛容、自己正当化
- ■チコリ：利己心、独占欲
- ■ヴァーヴェイン：行き過ぎた熱狂、狂信
- ■ヴァイン：支配欲
- ■マスタード：抑うつ
- ■オリーブ：疲労、いわゆる「燃え尽き」
- ■ホワイトチェストナッツ：心配性

Chapter Four
上手に毒素を追い出すプログラム
Programs to help you detox

さて、いよいよデトックス作戦を実行に移す時が来ました。身体の奥からきれいにし、長期的に健康な暮らしを送る習慣をつける、1ヶ月のデトックスプログラム、あるいは5日間の週末プログラムを始めましょう。

　もし、あなたがすでに前章までのアドバイスを実行に移し始めているとしたら、喜んでください。あなたのデトックスは順調に進んでいます。正しい食事、定期的な運動、深い呼吸、整理整頓、そして感情のデトックスは、浄化の方程式の重要な部分です。でも、まだまったく何も始めていない人も、心配はありません。

　この1ヶ月のプログラムで、オールラウンドなデトックスが無理なく始められます。そして、1ヶ月が終わったころには、ここで用いたテクニックの多くが健康的な習慣として身についていることでしょう。心理学によると、ある行動が習慣として定着するには丸1ヶ月かかるそうです。ですから、4週間にわたって深部からの浄化を行えば、健康的な暮らしが一生の選択となるでしょう。

　たいていの人にはまず、1ヶ月のプログラムから始めていただきたいと思います。目的は浄化プロセス全体を、穏やかで安全で理にかなった形で発動させることです。デトックスに取り組む1ヶ月間、完全な休みを取れる人はまれだと思いますので、このプログラムは普通の生活を続けながら充分行えるように組まれています。でも、できるだけ自分を大切に、無理のないようにしてください。

　1度、1ヶ月のプログラムを経験したら、次の目標は5日間の週末デトックスを定期的に行い、一服の清涼剤として習慣化することです。3ヶ月に1度、あるいは自分で必要と感じた時に行います。

　たとえ、何らかの理由で今すぐ1ヶ月のプログラムにかかれなくても、大丈夫です。そのような時には、週末デトックスだけ行うという方法があります。これだけでもすばらしい効果があります。期間は短くとも、その威力はあなどれません。週末のデトックスは即効性の「元気の素」であり、数日間「世界を止め」、自分がほんとうに求めるものに目を向け、幸せな自分を回復するチャンスでもあります。

　週末のデトックスは短いながら、安全な方法で身体の芯から毒素を取り除く、厳格なプログラムです。普段より食事の量がかなり減りますから、このプログラムを実行するなら、あまり大きなエネルギーを要する活動を控えた時期は避けましょう。

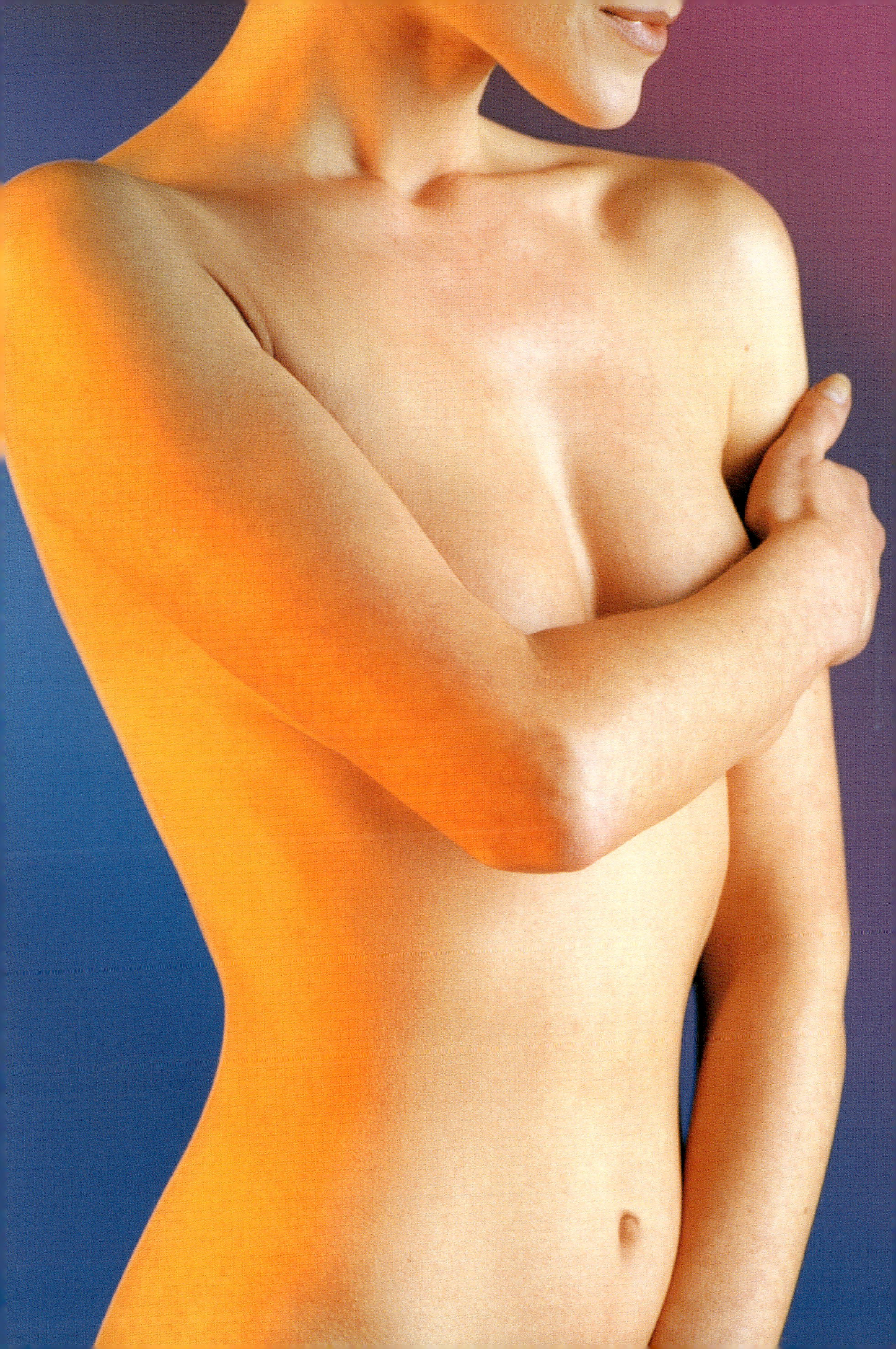

デトックスが心と魂に及ぼす効果

　デトックスを行う時、あなたは身体だけをきれいにしているのではなく、心と魂も浄化しています。私たちは毒素を追い出すというと肉体的な面ばかりを考えがちですが、思い起こしてみれば、本来、断食も浄化も霊的な修行とされていたのです。世界中のほとんどすべての主要な宗教は、何らかの時点で心と魂を浄化する手段として肉体の浄化を説いています。

　心理学から言っても、それは筋が通っています。一定期間の解毒作業に入ろうと決めた時、あなたは自分の潜在意識に、今からすべての汚れを吐き出し、がらくたを処分するのだと宣言しているのです。潜在意識はこれを象徴的に捉え、肉体の浄化のみならず、はるかに深いプロセスを指すメタファーと受け取るのです。今こそ、頭と心と魂の大掃除をする時だというシグナルを送っていることになるのです。

　とほうもない話に聞こえるかも知れませんが、これは、浄化のプログラムを経験した、それこそ何千人もの体験によって裏付けられています。デトックスを行う時、私たちは生活全体の再評価を始めます。そして、しばしば私たちは無用な思考や行動のパターンにしがみついていたことに気づきます。これまでの生き方が、自分のためにならず、心の成長にも役立たないことを悟ることもあります。デトックス中に、人生や仕事や人間関係や霊性について深い決意に至ることも珍しくありません。一般的には、自分の知性と情緒がすばらしく明晰になったように感じると言います。かつては不可能と思えた状況に、突如はっきりした解決が見えてきたり、以前には下せなかったような決断が今はほとんど無意識に下せたりする、といった具合です。

　それだけではありません。身体中にエネルギーが満ち、さっぱりした爽快感と同時に、デトックス中とそれに続く数週間、創造性と生産性が大きく高まるのを経験することでしょう。

　浄化の過程は、微妙繊細な、しかし力強いパワーによって自己評価と自信を高めてくれます。デトックスプログラムを成功裏になしとげれば、大きな達成感が得られます。また自分の身体に対して深い愛情の念が湧き起こってくることも珍しくなく、それはこれまでの人生で自分の身体を無視したりないがしろにしてきた人々にとっては大きな驚きとして訪れます。身体の汚れがなくなって理想状態で働き始めると、人は人体の驚異に打たれ、これからはもっと身体を大切に扱おうという気持ちになるようです。

　デトックスが深い霊的、神秘的側面を持つことに気づく人々も現われます。焦点は肉体的・物理的な平面から、心臓、喉頭、眉間、頭頂などのより高次のチャクラ（エネルギーセンター）へと移って

デトックスは何に効く？

デトックスプログラムは幅広い病気や症状の緩和に効果があります。たとえば：
- 頭痛、片頭痛、めまい、副鼻腔炎、ひんぱんな風邪、感染症
- 肥満、摂食障害、潰瘍、胆石、通風、大腸炎、過敏性腸症候群（IBS）、便秘
- ニキビ、吹き出物、膿瘍、喘息、アレルギー、不耐症
- 関節炎、リューマチ、心臓病、高血圧、がん、アルツハイマー病
- 不眠症、うつ病、月経前症候群、不安

いきます。人間関係がよくなることもあります。コミュニケーションが明瞭(りょう)になります。そして、霊的な知識をもっと得たい、霊的習慣を深化させたい、といった欲求がしばしば起きてきます。これまで瞑想したり祈ったりできなかった人が、デトックス中にはそれが簡単になり、むしろ必要と感じるようになったりします。

デトックスに向かない時

　あなたが健康で元気なら、1年中いつでもデトックスをやって構いませんし、1ヶ月のプログラムでも5日間の週末プログラムでも好きな時に始められます。けれども、デトックスがあなたの健康に与える影響について何か心配や不安、気になることがある時は、必ずかかりつけの医師に相談してください。

　デトックスをお勧めできないのは、次のような時です。

☐病気の治りかけで、まだすっかり元気になっていない時。たとえ単なる風邪でも、あなたの身体にはすでに充分な負担がかかり、免疫系が弱っています。デトックスは身体がすっかり回復してからにしましょう。

☐血糖に何らかの問題がある時。デトックスにかかる前に、少なくとも3、4週間は治療を行ったほうがよいでしょう。

☐妊娠中または授乳中の時。あなたの身体には、他の優先事項があります。

☐薬物療法や慢性・急性を問わず何らかの病気で治療を受けている時。デトックスプログラムを始める前に、かかりつけの医師またはプラクティショナーに相談すべきです。

1ヶ月のデトックスプログラム

　1ヶ月のプログラムは、安全に、穏やかに、効果的に、体内の毒素を取り除くものです。それは過酷なダイエットでもなければ、難しい料理法や怪しげな薬も使いません。シンプルでストレートで、1週間以内に効果が実感できます（だから、継続しやすいのです）。研究によれば、デトックスは身体に有用な細菌の数を増やし、有害な微生物相を減らすなど、生化学的にも好ましい影響を少なからず及ぼすといいます。デトックス期間中の食事は消化・排泄しやすく、また植物性の繊維が豊富で、結腸の余分な粘液を吸収し、取り除く効果もあります。また、スキンブラッシング、穏やかな運動、ハイドロセラピーによって、体内の毒素を排出するリンパ系の働きを助けるので、免疫系が元気を取り戻し、いつでも病気と闘える態勢になります。

　身体が健康になるだけではありません。気分も大いに違ってきます。エネルギーレベルが高まり始め、眠りが深まって疲れもよく取れるようになります。お腹の張りもなくなり、消化の働きがすばらしくよくなります。デトックスが進むにつれて、長年の悩みがうそのように消えていきます。頭痛、消化の問題、月経前症候群、さまざまな痛みなどが和らいだり、すっかり解消されてしまいます。また、気持ちが明るくなる人も出てきます。デトックスによって、うつ病まで治ってしまうことがあるのです。

　さらにうれしいことに、外見的にもプラスの効果が出てきます。肌の透明感が増し、髪には艶が出てきます。眼の表情も明るくなり、体重に問題があるなら、徐々に標準体重に近づきます。こうした副次的な効果が生じるのも、自分の身体に対して徹底的な大掃除に匹敵することをやっているのだと考えれば、驚くにはあたりません。ただし、時には症状が改善する前に、一旦悪化するように見えることがあるという点は覚えておいてください。

　他の類似のデトックスプログラムと違うのは、このプログラムでは心や感情、魂の問題にまで非常に気を配っている点です。このレベルでのデトックスを行うと、自分の人生全体を新たな視点で見つめ直し、自分にとって何が役立つのか、何を変えていく必要があるのかといった決断をする機会にもなります。これは深い意味での変化につながる経験です。

　ここからの数ページは、デトックス中に用いるさまざまなテクニックを紹介していきます。

副作用への対処法

デトックスのプロセスは深く作用するので、以下のような副作用が出ることがあります：

- ■**頭痛**：水をたくさん飲み、休息をとり、こめかみにラベンダーオイルを2、3滴たらします。
- ■**便通の異常**：ひどい便秘には、水に浸した亜麻仁ひとつかみ分を食べてみてください。
- ■**舌苔（ぜったい）**：歯ブラシか専用のタングスクレーパーで掻き取ります。レモン汁を入れた水で口をすすぎます。
- ■**吹き出物、湿疹（しっしん）、ニキビ**：毒素を出し切り、肌を清潔に保ちましょう。
- ■**疲労感**：食事の量は十分か確かめましょう。
- ■**体臭や口臭**：定期的に肌のブラッシングを行い、お風呂にエッセンシャルオイルを入れましょう。口臭にはパセリを噛（か）みます。

スキンブラッシング

　朝一番に、お風呂やシャワーに入る前に、最低5分間、乾いた肌をブラッシングしましょう。長めの柄のついたナチュラルな獣毛のブラシを使います。夜のシャワーを浴びる前にも、もう1度同様に。スキンブラッシングは、とてもシンプルな方法ですが、リンパ系を刺激し、不要なものを外に追い出すにはきわめて効果の高いテクニックです。リズミカルなブラシの刺激で、滞ったリンパの流れをうながし、リンパ節に詰まった粘液の固まりをほぐします。美容上も、沈着した脂肪を分解し、肌に垢ぬけた健康な輝きをもたらします。

1. 肌が乾いていることが必要なので、スキンブラッシングはお風呂やシャワーの前に行います。
2. まず足から、足の裏も忘れずにブラシをかけます。続いて両脚を、前、後ろと、スムーズに長くなでるように、常に股間（主要なリンパ節が集まっています）に向かってブラッシングします。
3. 今度はお尻と腰を、脇（ここも主要なリンパ節が集まるところです）に向かってブラッシングします。
4. 次は両腕を、手から脇に向けてブラッシングします。手のひらも忘れずに。
5. 肩から胸にかけて心臓に向かってブラシをかけます。女性は乳首を避けて行います。首の後ろは上から下へ。
6. そして、お腹全体にブラシをかけますが、性器は避けます。時計回りに輪を描くように、ブラッシングすると、結腸を刺激する効果があります。
7. 全身を入念に最低5分間、肌に艶が出てくるまでブラッシングします。その後、シャワーを浴びてもいいし、お風呂に入れば理想的です。このプログラム期間中はずっと、ハイドロセラピーのお風呂にしましょう。

　別の方法としては、お風呂のお湯にローズマリーオイルを2滴加えます。ゆったりお湯に浸かって、徐々に冷水を加えて水がかなり冷たくなるまで続けます。この温度変化もまた、リンパの働きを刺激します。

◎**付記**：妊娠中はローズマリーの使用を避けてください。

ハイドロセラピー

水には優れたヒーリング効果があり、デトックスプログラムにも欠かせません。自然療法では、ハイドロセラピーと呼ばれる、水を使った幅広いテクニックを用い、デトックスの過程であなたの身体をサポートします。

エプソムソルトバス

就寝前にこのお風呂に入ります。エプソム塩は深部からの発汗をうながし、汗とともに毒素を洗い流すのに最適です。この入浴法はリューマチの諸症状にもよく効き、感染症や風邪やインフルエンザを防ぎます。
◎注意：心臓の問題、糖尿病がある時、疲労時や身体が弱っている時には、エプソムソルトバスを避けてください。

■約450グラムのエプソム塩をお風呂のお湯に溶かします。（付記：1、2週間かけて徐々にこの量まで増やしてもよいでしょう。）
■20分ほどゆったりお湯に浸かります。熱いハーブティー（ペパーミントかタイムが理想的）を飲んでさらに発汗をうながすと同時に、失われた水分を補います。
■お風呂から上がる時には立ちくらみが起こることがあるので注意してください。
■身体の水分はふき取らないこと。大きなタオル数枚にくるまり、そのままベッドへ。足を暖かくくるんで寝ます。
■朝になったら、または眼が覚めたら、お湯を含ませたスポンジで全身をぬぐいます。そして、タオルでしっかりと身体をふいて乾かします。

サウナとスチームバス

利用できるところにサウナかスチームバスがあるなら、デトックス中にぜひ利用しましょう。どちらも発汗によって毒素を洗い流す効果があります。また循環をよくするので、要らないものを排出するスピードも上がります。すべての人がサウナやスチームバスを気持ちいいと感じるとは限りませんので、試してみてどちらが自分に合っているか、気持ちよく入れる長さはどのくらいか確かめてください。答えは自分の身体に聞いてみましょう。

ミネラルバス

自然療法家はデトックスの一環として、死海の塩入りのお風呂のようなミネラルバスを用います。調合したミネラル類は健康用品店で手に入るでしょう。ミネラルバスは就寝時、あるいは暖かくしてすぐ寝られる時に入るのが1番です。
お湯に指示された量（製品のパッケージに書いてある用量）のミネラルバスの素を加え、ゆったり20分間浸かるだけでいいのです。タオルで軽く身体をたたくようにふいて乾かし、その後、暖かく身体を包みます。

ソルトマッサージバス

塩で身体をマッサージしてからお風呂に入るのは、デトックスの手段として非常に有効で、風邪をひきかけた時にぴったりです。塩が身体を刺激し、循環を増し、古い細胞をこすり落とし、肌を芯からきれいにしてくれます。冷水を使えば、元気よく1日のスタートを切れます。
◎注意：皮膚に傷や荒れがある場合、高血圧・低血圧、心臓の異常がある場合は行わないでください。

■お風呂にお湯を張ります。お風呂の縁か、近くの椅子に腰かけます。
■手のひらに海の塩をひとつかみ取り、水を加えて固めのペースト状にします。
■全身にそれをこすりつけます。小さく輪を描くように手を動かして、首筋と肩から下へ足の先までマッサージします。
■それからお風呂に浸かります。お湯の中にさらに1、2カップの塩を加えてもよいでしょう。10分ほどゆっくり浸かります。

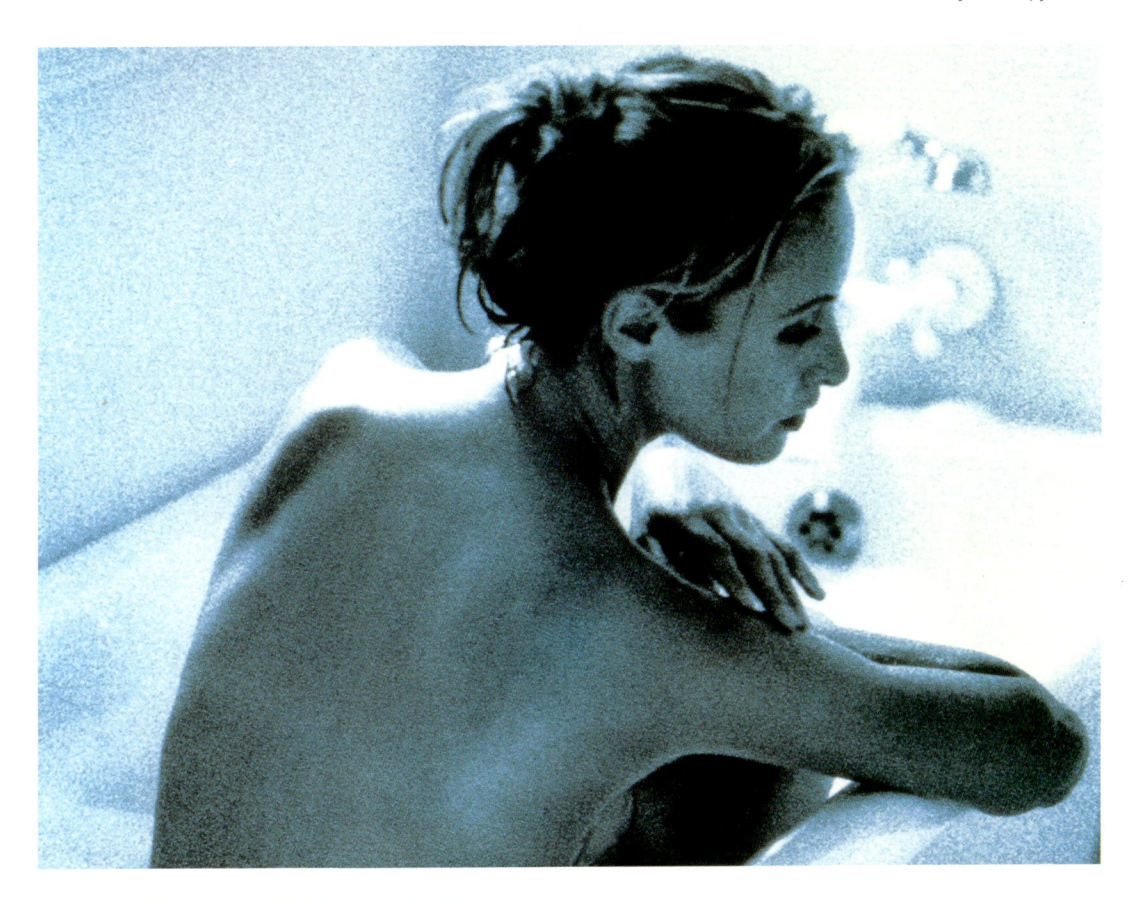

ボディーラップ

このパワフルな方法は、友だちに手伝ってもらって行いましょう。ボディーラップはサウナやスチームに似た働きをします。汗といっしょに有害な老廃物を体外に追い出してしまうのです。

1. 綿のシーツを1枚、冷水に浸け、完全に濡らします。
2. 水を切り、軽く絞っておきます。水滴がたれず、しかし触ると冷たい感触が残る程度に。
3. 濡れたシーツをベッドかソファーの上に広げ（下にビニールシートなどを敷いておくといいでしょう）、そこに横になります。
4. 湯たんぽを3つシーツの上に乗せ、ひとつは足元に、ひとつは腰のあたり、ひとつは胸のあたりに置きます。
5. 友だちに頼んで、自分の身体と湯たんぽを一緒にシーツで、首から足の先まで全身すっぽりくるむようにして、シーツの端を結んでもらいます。これであなた専用のスチームの「部屋」に収まったわけです。
6. このまま最低3時間リラックスします。10から15分くらいすると盛んに汗が出始めますが、この方法はとてもリラックスできて、きっと眠ってしまうでしょう。終わるとシーツはほぼ乾き、身体から出た毒素で色が変わっているかもしれません。使い終わったシーツは、洗い直さないと使えないくらい汚れを吸っているはずです。

サイダービネガーバス

身体の奥の毒素を取り去る効果はもちろん、すばらしく疲れが取れ、肌のかゆみを鎮めます。アップルサイダー酢2カップをぬるめのお湯に加え、ゆったりと15分間浸かります。

ジュース

しぼりたての生ジュースは、デトックスプログラムにとっても毎日の暮らしにとっても最強の友と言えるでしょう。野菜や果物は深い治癒力を秘め、微量栄養素も豊富です。その多くが有毒物質の排出に力を発揮してくれます。野菜の大半はアルカリ性が強く、酸と結合して、それを腎臓と尿を通して体外に排泄します。従って、ジュースを飲むのは、リューマチや関節炎に悩む人に理想的です。その場合、言うまでもなく、柑橘系の果物は症状を悪化させるので避けてください。

デトックスジュース

プログラムの実行中、以下に紹介する「スーパージュース」（肝臓フラッシュ、キャロットジュース、ビーツジュース、セロリジュース）を度々飲むことになりますが、これは最強のデトックスパワーを持ったジュースの王者です。新鮮な有機栽培の野菜を選び、できれば旬のものを使います。レシピのほとんどにジューサーを使いますが、使用法はメーカーの指示に従ってください。

メンテナンスのための週末プログラムの際にも、ジュースを使います。なんとなく元気が出ない時、1日ジュースだけで過ごすだけで気分がすっきりする時もあります。多くの自然療法家が勧めるように、毎週1回野菜ジュースだけをとる日を設けるのは、糖尿病の場合を除けば、すべての人に効果があります。1日約600ミリリットルから1リットルの生ジュースを、1度に飲み込まず、1日かけてゆっくり少しずつ飲みます。また、新鮮な水も、室温で、または暖めてたっぷり飲みましょう。

肝臓フラッシュ

これはポラリティー療法で用いる有名な解毒ジュースです。身体の中からきれいにするデトックスダイエットと組み合わせれば、肝臓、胆嚢、腎臓、腸をきれいにし、体内の生化学的バランスを正常に戻す効果があります。最初はちょっと妙な味がしますが、すぐに慣れます！

ミックスジュース

ポラリティー療法を創始したRandolph Stoneが効果を確信したミックスジュースを以下に挙げます。

- **便秘**：キャベツ、ほうれん草、セロリ、レモン
- **皮膚の諸症状**：ニンジン、ビーツ、セロリ
- **関節炎**：ニンジン、セロリ、キャベツ
- **高血圧**：セロリ、ビーツ、ニンジン
- **低血圧**：ニンジン、ビーツ、タンポポ
- **喘息とカタル**：ニンジン、ラディッシュ
- **鼻づまり**：レモン汁（50グラム）と西洋ワサビ（100グラム）にニンニク汁小さじ1、ハチミツ大さじ1を混ぜます。1回小さじ1杯分を1日4回飲みます
- **神経を鎮める**：レモン、ライム
- **喉と風邪**：レモン、ライム、パイナップル

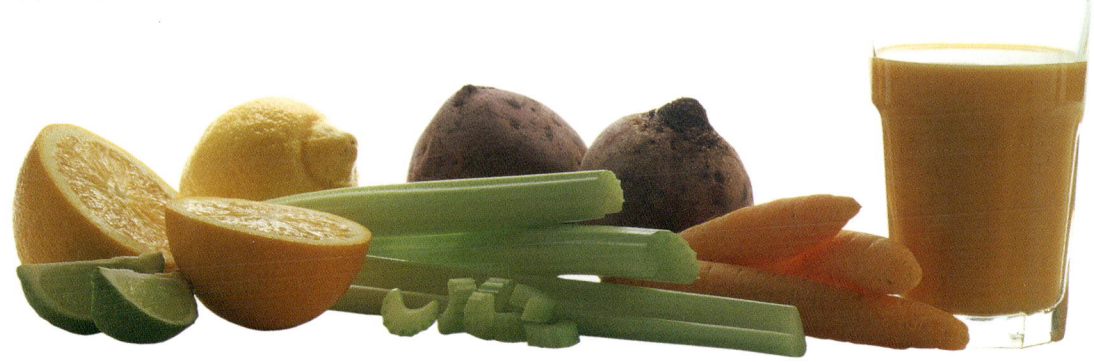

冷圧搾（コールドプレス）した純粋なオリーブオイルかアーモンドオイル大さじ3、4杯に2倍量のレモン汁を加えます。味付けに、ニンニク3から6片、生ショウガ少々を加えます。泡立つまで混ぜます。
◎**注意**：胆石をわずらっている、またはわずらったことのある人は、このジュースを飲む前に専門家にご相談ください。

キャロットジュース
　ニンジンのエキス分が胃腸の組織内の血行を促進するため、キャロットジュースは消化機能の改善に優れた効き目を現わし、デトックスに欠かせません。キャロットジュースには抗酸化作用を持つビタミンが豊富に含まれ、病気や老化をもたらすフリーラジカルと闘います。体重コントロールと顔色を美しくする効果もあると言われています。試す価値は十分にあります。

ビーツジュース
　濃い赤紫色のジュースはあまり食欲をそそりませんが、見た目だけで敬遠しないでください。ビーツには肝細胞の機能を刺激するベタインが含まれ、肝臓と輸胆管を保護し、解毒作用をうながします。100ミリグラムのビーツジュースには約5ミリグラムの鉄分と、血液への鉄の吸収を助ける微量元素が含まれています。
◎**注意**：ビーツジュースは糖分が多いので、糖尿病の人や血糖に問題のある人は、飲用に際して慎重に。専門家の助言に従ってください。

セロリジュース
　セロリはアルカリ性で排泄(せつ)を助けるので、リューマチや関節炎を始め、老廃物や毒素の蓄積に関連のあるすべての病気や症状にお勧めできます。セロリは体内の水分バランスを調整し、不眠に効果があり、高齢の方にも非常によいものです。それだけで飲んでも、他の野菜と組み合わせて飲んでも、デトックスプログラムに大活躍します。

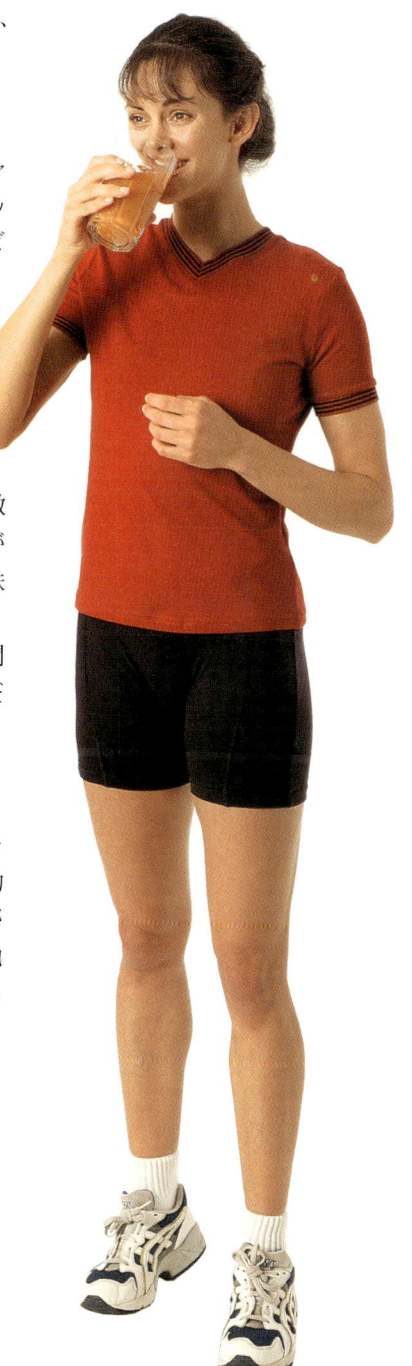

アロマセラピー

　精油（エッセンシャルオイル）は、強力な癒しの効果を持つ薬です。なかでも数種類の精油には解毒作用のうち、排出プロセスを助ける高い効果があります。生理的レベルだけでなく、情緒や気分、精神や魂にまで深く作用します（参照→右ページの表）。デトックスプログラムでは各種の精油を用いますが、これは解毒のスピードを上げるためだけでなく、気持ちを明るく保ち、否定的な感情の解放をうながすためでもあります。このプログラム中に用いる精油の使い方について以下に紹介します。

アロマバス

　適温のお湯を浴槽に張ります。一般に、気持ちよく暖まる程度がよく、あまり熱いお湯はお勧めできません。精油を3滴から6滴落し、手でかきまぜます。6滴より多くは使わないこと。右の表に書かれたオイルの組み合わせから、いろいろ試してみて自分にぴったりのブレンドを見つけましょう。

スチームの吸入

　表からオイル1種類またはひとつのブレンドを選びます。0.5リットルの熱湯を耐熱ボウルに入れ、2から4滴のオイルを加えます。蒸気を逃がさないように、自分の頭とボールをタオルで一緒に覆います。顔をボールに近づけて蒸気を吸います。

ルームフレグランス

　専用のアロマバーナーの水受けに、まず水を、それから選んだ精油を2、3滴落します。下にろうそくを灯し、水をゆっくり暖めてオイルを放散させます。水分が蒸発しきってしまわないように気をつけないと、残ったオイルの成分がべとついて取れなくなります。デフューザーは普通、電源に挿し込めるようになっていて、オイルを浸した紙かパッドが入っています。イオン生成器のついたものもあります。

オイルマッサージ

　ベースオイル（キャリーオイル）を選びます。スイートアーモンド、ピーチ、アプリコットカーネル、サンフラワーシードなどが一般的です。50ミリリットルの瓶に選んだベースオイルを入れ、精油を（トータルで）10から20滴加えます。瓶をそっと振って精油を拡散させます。

安全のための決まり

■信頼できる健康用品店で純粋な精油を買い求めます。添加物がないか表示を確認します（添加物はないはずです）。

■精油の多くは飲み込むと大変危険で、また、人によっては特定のオイルにアレルギーを持つことがあります。規定の分量を超えて使用しないこと、絶対に内服しないこと、資格を持ったアロマセラピストの助言なく、希釈していないオイルを直接皮膚に塗布しないことを厳守してください。

■オイルによっては、妊娠中や健康に問題のある時に使ってはいけないものがあります。専門家にご相談ください。

■アレルギー体質の人はスポットテストを行ってください。使用の前に、ごく少量を腕の内側につけ、24時間放置します。少しでもアレルギー反応が現われたら、使用を止めてください。

デトックスに効く精油

オイルと用法	デトックス上の効果	情緒的効果	使ってはいけない時
◎ローズマリー 入浴、マッサージ、吸入で少なめ（2滴以内）に使います。精神の高揚を目指すならバーナーで熱します。	肝臓を刺激し、整え、強化します。胆汁の分泌と流れを促進し、呼吸器系をきれいにします。	心を澄ませ、集中を高めます。	癲癇(てんかん)のある人は使用できません。妊娠中は避けてください。
◎ペパーミント 頭をすっきりさせるには吸入で2滴、気分を明るくするにはバーナーで使います。	消化を助ける効果に優れ、胃、肝臓、腸を整えます。デトックス中に頭痛が起こった時に有効です。	心を澄ませます。気分を明るく爽快にし、集中を助けます。	妊娠中は避けます。ペパーミントは食欲を増進するので、デトックス中で空腹の時はやめましょう。
◎パイン カタルがある時に頭と肺をすっきりさせるならスチームの吸入で用います。アロマバスやオイルマッサージにも。	血行を促進し、便秘を解消します。	気分を明るく高揚させ、自信を高めます。	使用の前にテストしてください。人によって炎症を起こす場合があります。
◎ジュニパー デトックスの期間中を通じて、アロマバス・スチームの吸入・部屋の芳香に用います。	利尿効果があり、また肝臓・尿道・肌を整えます。	心を澄ませ、浄化します。気分を高揚させます。	妊娠中は避けます。
◎フェンネル マッサージ用のブレンドに、またお風呂に。	消化を楽にし、腸の筋肉をなめらかに整えます。利尿剤としても優れ、皮下脂肪に蓄えられた毒素を取り除く働きがあります。	動機づけ、生きがい、自信をもたらします。	癲癇(てんかん)の人は使ってはいけません。幼児には使用できません。妊娠中は避けます。
◎カモミール アロマバス、マッサージ、部屋の芳香用に。	尿道、皮膚、生殖器の不調を和らげ、癒します。	鎮静作用に優れ、抜群のストレス解消剤です。	ありません。
◎レモン マッサージ、アロマバスに用います。	抗酸化作用があります。消化器、循環器、肝臓、膵臓(すいぞう)を整えます。	気分を明るくし、活力を与え、快活にします。	レモンは皮膚に刺激となることがあるので、お風呂には2滴より多くは使わないでください。

デトックスのための食事

　デトックスプログラム中は、健康的な自然食品をたっぷり食べます。ダイエットではないので、もの足りないのをがまんするようなことはありません。ここに挙げたのは、どんな料理がいいのかという一例です。ただし、守らなければならないのは指針に従うこととお勧めした素材だけを使うことで、あとはあなたの腕とくふう次第です。

◀ ケジャリー

朝もちゃんと料理してしっかり食べたい人に、こんな朝食はいかが？　半カップの長粒種の玄米を好みの固さに炊きます。その間に、110グラムのスモークした豆腐を細かく切ったものと、固ゆでにした有機卵1個をグリルします。材料を全部、ひとつのフライパンに入れ、よく混ぜ、黒コショウ、パプリカ少々、オリーブオイル小さじ1、レモン汁少々を加えます。（付記：豆腐の代わりに魚を使っても構いませんが、人工着色料が使われていないものにしてください。）クリーミーなケジャリーがよければ、羊か山羊のヨーグルト、または豆乳の生クリームを加えます。

▲ 小麦の入っていないミューズリー

次の材料を混ぜます（組み合わせは自分の好みで）。ナッツ、ドライフルーツ（刻んだもの）、ヒマワリの種、ゴマ、ココナッツの細切り、パンプキンシード、ロールドオーツ、米フレーク、亜麻仁。朝食に食べる分量を前の晩から水につけておきます。朝、好みで生のフルーツやハチミツ、羊か山羊か大豆のミルクやヨーグルトを加えます。

▶ フルーツの温サラダ

刻んだ果物に少量のリンゴジュースを加え、やわらかくなるまで弱火で煮ます。羊か山羊のヨーグルト、または豆乳の生クリームを添えて。

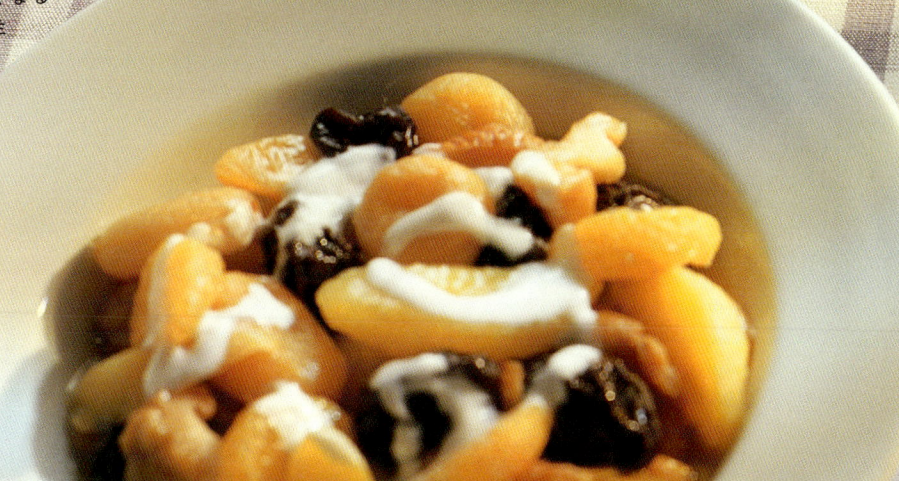

Dishes for detox

▶ ハーブたっぷりのデトックス・サラダドレッシング
冷圧搾したオリーブオイル半カップをジャーに入れます。ニンニクのみじん切り2片分（ただし、つぶさないこと）を加えます。適当に切ったハーブ類を小さじ2杯分、加えます。パセリ、チャイブ、コリアンダー、タラゴン、ディルから好みのものを選びます。オーガニックなサイダー酢を大さじ1杯加えます。よく振って、ごく少量ずつ使います。

▶ 鶏肉や魚
チキンや魚は、グリルで焼く、蒸す、茹でる、アルミホイルで包み焼きにするといった調理法がいいでしょう。ハーブ、スパイス、レモン汁、ニンニクなどを加えます。ハーブやスパイスを利かせた野菜をたっぷり添えて、または上のドレッシングをかけたサラダと一緒に。ショウガ、レモングラス、カフィール・ライムリーフ、カヤツリグサを使ったタイ風チキンはいかがでしょう。また、正統的にレモンとニンニクでいただくのも結構です。ほんとうに新鮮な魚なら、レモンをひと絞りするだけでおいしく食べられます。

▶ ベジタリアンチリ
タマネギ1個とニンニク2片を刻み、水または自家製スープストック（塩を加えてないもの）少々、オリーブ4個を刻んで加え、炒めます。タマネギがしんなりしたら、好みの野菜（ニンジン、セロリ、リーキ、カブカンラン、パースニップ）を刻んだものと、赤インゲン豆（または好みの豆）2カップを加えます。パプリカとチリで味つけし、野菜がやわらかくなるまで火を通します。ハチミツ小さじ1、2杯とレモン汁大さじ1を加えます。サラダを添え、玄米と一緒に食べます。

◀ ベークドポテト

ボリュームがあり、満足感いっぱいの、ヘルシーでシンプルな一品です。フィリング（詰め物）にいいものは数え切れないほどあります。たとえば：ホモス（参照→下）。ミックスビーンズに刻みタマネギとハーブにスパイス。山羊か羊のチーズに刻んだタマネギとチャイブ。ベジタリアンチリ。ツナにスイートコーンと刻みタマネギ、ゴマ油小さじ半分等々。たっぷりの野菜サラダと一緒に、ハーブ風味のデトックスドレッシング（参照→P.85）を添えてどうぞ。

▶ 野菜炒め

中華鍋か焦げ付かないフライパンにオリーブオイル小さじ1を熱します。刻みタマネギとショウガを加え、しんなりするまで炒めます。おろしニンニクとおろしショウガを加え、続いて細切りの野菜を加えます。野菜に火が通り、ただし少し歯ごたえが残る程度に炒めます。もう少しボリュームがほしい場合は、細く切った鶏肉か、細切りか細かくほぐした豆腐を加えます。

▲ ホモス

チックピー（ヒヨコマメ）1缶、ニンニク2片、タヒニ（練りごま）大さじ1、レモン汁大さじ2、パプリカ小さじ1、黒コショウ少々をフードプロセッサーに入れ、なめらかなペースト状にします。できあがりが固すぎる時は、少量の水を加えます。

▼ キチュリー

この料理はケジャリーの曾祖父母といったところで、アーユルヴェーダ医学最高の浄化・バランス作用を持つ一品です。バスマティ米1カップとムング豆（緑豆、割り豆）1カップを混ぜ、冷水で洗って水を切ります。鍋にオリーブオイル（またはギー）小さじ1を熱します。フェンネル、コリアンダー、クミンシード各小さじ2分の1を加えます。1分ほど炒めます。おろしショウガとターメリック粉各小さじ2分の1を加えます。かき混ぜたら、水を切った米と豆を加えます。ふたたび混ぜます。材料の上にたっぷり数センチかぶるくらいに水を入れ、沸騰させます。ふたをして時々かき混ぜながら、焦げ付いたり水分がなくなったりしないように、30分を目安にとろ火で炊きます。20分くらいしたら根菜類を、最後の5分から10分ごろに葉物の野菜を加えてもいいでしょう。

Dishes for detox   87

▶野菜スープ

ベジタリアン料理には無限の可能性があります。カレー風味のパースニップ、ニンジン、コリアンダーのスープ。リーキ、ジャガイモ、タマネギのスープ。ヒラマメの濃いスープ（各種あるヒラマメのどれかと根菜類、キャベツ、ニンニク、ハーブを使ったもの）。コーンとジャガイモのチャウダー（ミキサーを使えば、もう生クリームがなくても平気です）。ここに挙げたスープはどれも油で炒める必要がなく、材料に水を加え、スパイスとハーブをたっぷり入れるだけ。火を通した後、ミキサーにかければ、なめらかなクリームのような舌触りになります。

▶オムレツ

卵2個に水小さじ2、刻んだ生のハーブ（チャイブとタラゴンが合います）、粉コショウ少々を加え、混ぜます。焦げ付かないフライパンにオリーブオイル小さじ1を熱します。熱くなったら、卵を入れ、下側がうっすら褐色になるまで焼きます。グリルに入れ、表面もうっすら褐色になるまで焼きます。たっぷりのミックスサラダと一緒にどうぞ。オムレツには、タマネギ、ニンニク、山羊や羊のチーズを加えても。あるいは刻みコショウとコーンと春タマネギを入れても。または、火を通してスライスしたジャガイモとタマネギもいいでしょう。

1ヶ月のデトックスカレンダー

　1ヶ月のデトックスプログラムを始める前には、準備が少々必要です。90～107ページのデトックスカレンダーにひと通り目を通し、どんなことが待っているか知っておいてください。家族や友人、同僚たちの協力も取りつけておきましょう。デトックスとはどんなことか説明し、普段と違った食事や行動をすることに理解を得ましょう。健康に心配な点があれば、どんな些細なことでもかかりつけの医師か健康プラクティショナーに相談してください。デトックスには、毎週末を自宅で過ごせて、仕事上、過度なストレスがかからない1ヶ月を選びます。

　食料品の戸棚には、デトックス中に必要な食品やその他の品物をストックしておきましょう。ただし、果物、野菜、魚／肉は、できる限り新鮮なものを買い求めます。

　デトックス中の喫煙が好ましくないのは明らかです。喫煙はあまりにも健康への害が大きすぎます。では、タバコがやめられない人は絶対にデトックスできないかというと、そんなことはありません。このプログラムは、喫煙中でも大量の毒素を取り除いてくれますし、タバコを止めようという気持ちにつながることもあります。レクリエーションドラッグの使用も、プログラム中は控えてください。理想的なのは、薬局で買った薬も避けることです。薬物療法中の人は、デトックスにかかる前にかかりつけの医師に相談してください。

サプリメント

デトックス中には、サプリメントや肝臓の働きを助けるハーブ類を取ったほうがいいでしょうか。もちろん、私たちの身体は、細胞から放出される普段より相当多量の有毒物質を処理しなければならないのですから、フリーラジカルを抑制し、肝臓に効く薬はきわめて有益です。
ただし、ハーブやサプリメントは使う人のニーズに応じて個別に調合されるのが理想です。専門の栄養セラピスト、医療ハーバリスト、自然療法家の助言を受けてください。

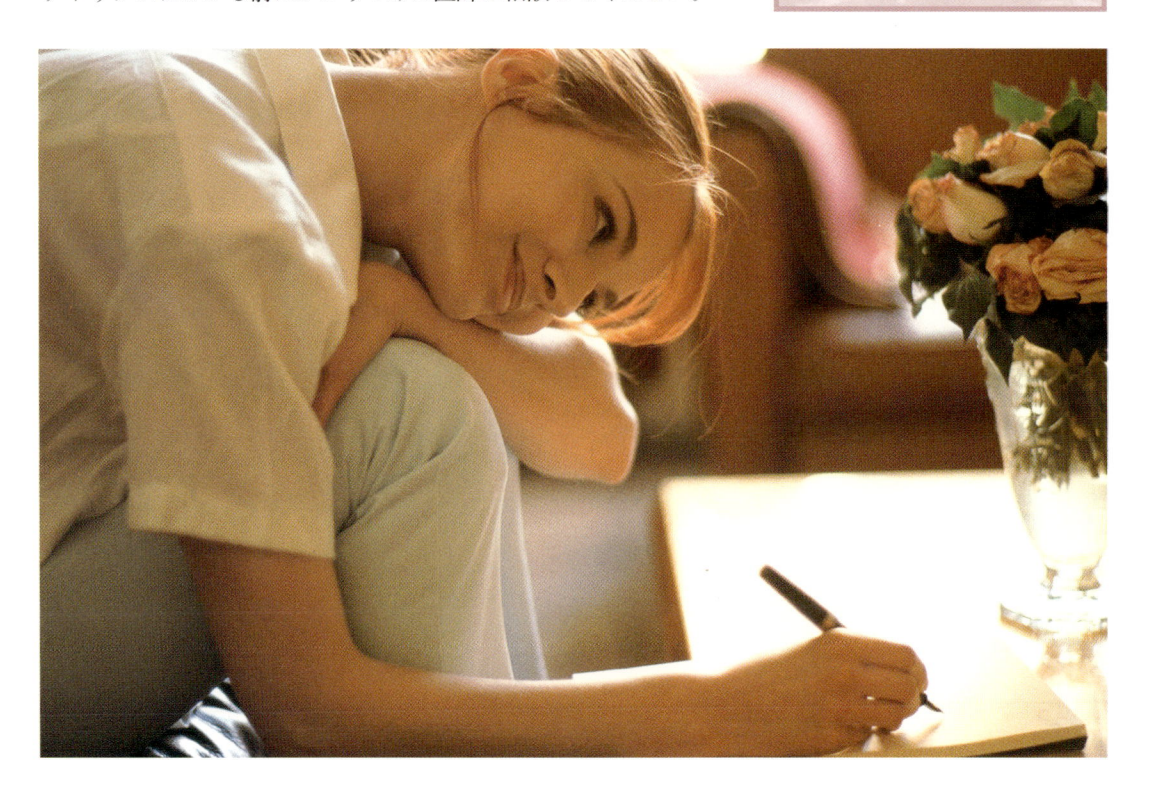

デトックス中の日課

　デトックスカレンダーには、日によって変わることやその日ごとの提案が書かれていますが、基本的な日課は毎日ほぼ同じです。デトックス中の基本的な日課を、下にまとめてみました。

☐ レモン汁をお湯割りにして起き抜けに。
☐ 朝のストレッチ、ヨーガ、または太極拳(ウィークデーは晩でも構いません)。
☐ お風呂(ウィークデーは好みでシャワーでも構いません)。
☐ 朝食(週末には肝臓フラッシュ)。
☐ 午前の中間のジュース(ウィークデーはオプションで)。
☐ 昼食の30分前のジンジャーティー(ウィークデーはオプションで)。
☐ 昼食(理想的には、1日のうちで1番大きな食事)。
☐ 何らかのリラクセーション、瞑想、マインドフルネス、視覚化など。仕事中は、1時間に1回、ストレス解消のために定期的な休憩を入れます。
☐ 午後の中間のジュース(ウィークデーはオプションで)。
☐ 何らかの運動(最低週に4回、理想は毎日)。エアロビック運動と、ヨーガ、太極拳、ピラーテなどの穏やかな運動を交互に行います。
☐ 夕食の30分前にジンジャーティー。
☐ 夕食はなるべく早く(午後6時が理想的)。
☐ お風呂またはハイドロセラピー。
☐ 就寝はなるべく早く。

買い物リスト

食料品のストックに以下の基本を揃えておきましょう。

- 新鮮な野菜
- 生のフルーツ。たくさんのレモン
- 小麦を使わない自然食品のミューズリー(健康食品店、または自家製のもの、参照→P.84)、玄米、アワ、ソバ、豆類
- 有機の鶏肉、遠海魚(オプション)
- 山羊か羊か大豆のミルクかチーズ(オプション)
- 木の実、種、オリーブ
- オリーブオイル、ごま油(冷圧搾したもの)
- ハーブ、スパイス類。生のショウガとニンニク
- ジュースの材料(参照→P.80〜81)
- ミネラルウォーター(または浄水器)
- 良質の総合ビタミン・ミネラル補給剤
- 海の塩、またはエプソム塩
- 死海の塩などのミネラルバス(入浴剤)(オプション)
- サイダー酢
- ろうそく
- リラクセーションや視覚化用のテープ(オプション)
- 思いや夢を書きとめておく日記帳
- 紙、クレヨンや絵の具

第1週

この週の目標

　主な目標は、食事から毒素のもとになるものを完全に除去することです。普通の食事を普通の分量だけ食べることになりますが、普段とはほんの少々中身が違います。カフェイン、アルコール、砂糖を抜きますから、頭痛など気のめいる副作用が月曜日には収まっているように、デトックスは週末から始めます。自分の感じたこと、思ったこと、見た夢などは、ぜひ日記に書きとめておきましょう。心の毒素となる感情や思考が表面に現われてきたら、この際、すかさず捉えて処理しましょう。デオドラント、制汗剤、香水は使わないでください。

食事のプラン

　以下のものを完全に絶ちましょう。あらゆる形のカフェイン（紅茶、コーヒー、チョコレート、ソーダ類、炭酸飲料）。アルコール飲料。お菓子と砂糖。乳製品（山羊、羊、豆のミルク、チーズ、ヨーグルトを少量とるのは構いません）。小麦（パン、パスタ、ソース類などを含みます）。赤い肉。貝類。塩。すべての出来合いの惣菜、加工食品、ファストフード、ジャンクフード。

　目ざすは、バランスのとれた無添加の自然食です。穀物、野菜、青菜、果物をたっぷりととりましょう。魚、鶏肉、卵（適量）、木の実、豆類、豆腐は食べて結構です。食品はできるだけ生で食べるか、焼く、茹でる、蒸すなど、常に健康的な調理法を心がけてください。油で揚げる代わりに、ほんの少量の油に刻んだオリーブ2、3個、ニンニクやハーブ少々を加え、炒めます。良質の総合ビタミン・ミネラル補給剤なら、毎日飲んでよいでしょう。目安として、最低7.5ミリグラムの亜鉛を含んでいるものを探します。

運動のプラン

　定期的な運動を始めましょう。いろいろな運動を試してみて、自分と自分のライフスタイルに合うものを選びます。第2章のヒントやアイデアを読んで参考にしてください。第1週が終わるころには、一生続けたいと思える運動にひとつ、あるいはいくつか出会い、すでにやり始める人もいることでしょう。深い完全呼吸など、呼吸法も練習しましょう。

忘れずに……

- ■コーヒー、紅茶の代用品や、カフェインフリーのハーブティーを十分に用意しておきましょう。
- ■毎日2リットルのミネラルウォーターまたは浄水器を通した水（冷たくても熱くしてもよい）を飲みます。
- ■エネルギー不足の時は、おやつにバナナかリンゴ1個、木の実やレーズン1握り、ホモスをつけたライスケーキ1枚などを食べます。
- ■塩を使わないのが難しいなら、料理にスパイスやハーブを使ってみましょう。セロリにはナチュラルな塩味があるので、料理に使うとよいでしょう。
- ■どうしても甘いものが食べたい時は、果物をとる量を増やすか、砂糖を加えていないフルーツスプレッドを探しましょう。
- ■1日に何度か、果物3切れまたはフルーツサラダ少々を食べましょう。

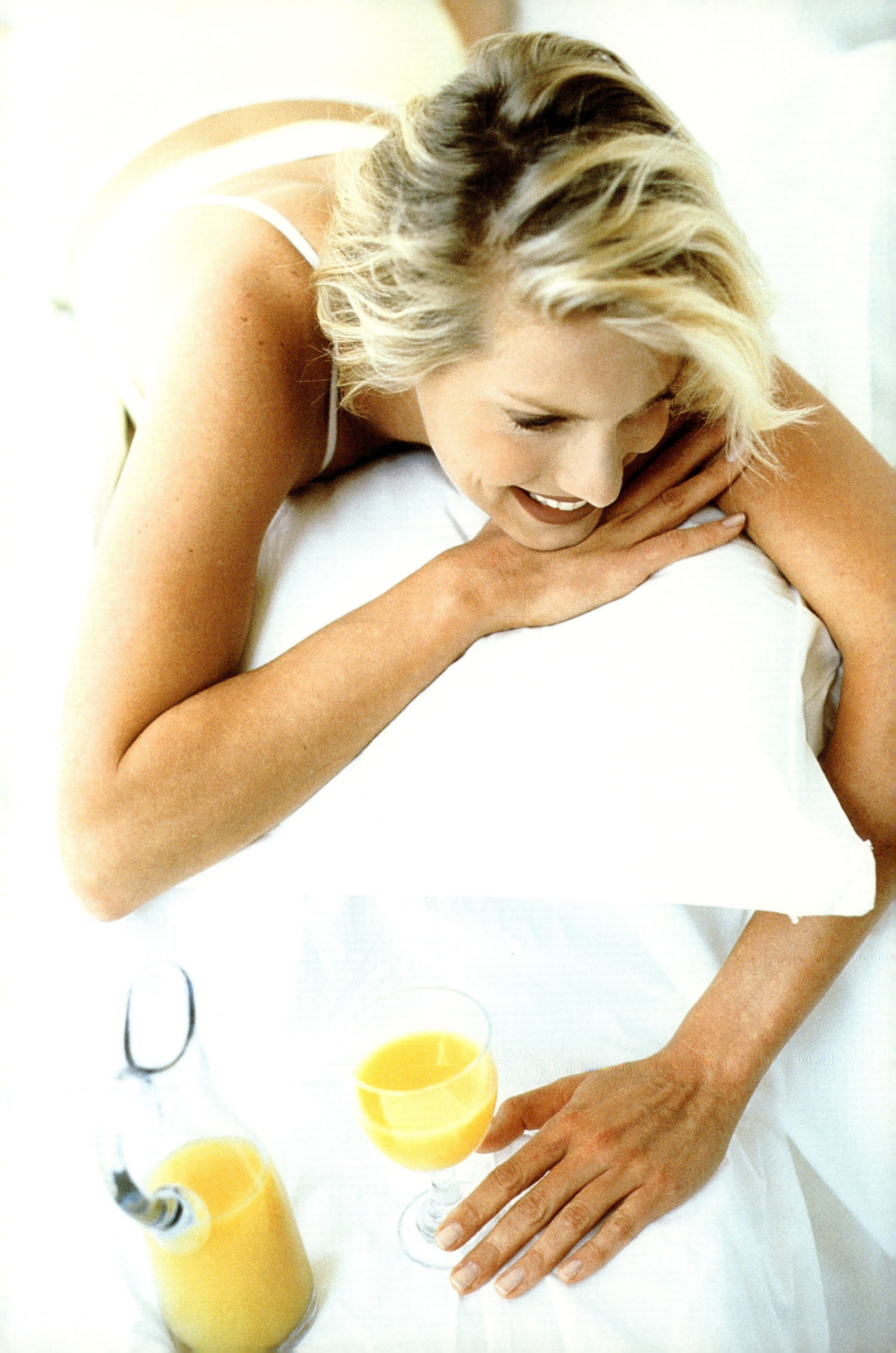

第1日：土曜日

■朝の目覚めとともに、さあ、デトックスの開始です。起きたらすぐに、レモン1個をしぼり、カップ1杯のお湯を注ぎます。これを少しずつゆっくり飲みながら、デトックスをやったら、どんな爽快な気分が味わえるだろうと、前向きに思いを巡らしてみてください。

■身も心もこのプログラムに打ち込むために、少しばかり時間を割くことにしましょう。まず自分の身体を意識します。体調はどうですか？ 感情面では何を感じていますか？ 快い興奮？ それとも疲労感を覚えますか？ 自分が抱えているさまざまな思いや不安に目を向けましょう。

■基本のストレッチか、ヨーガの太陽礼拝（参照→P.34〜37、40〜41）のどちらかを行います。運動に慣れていない人も気楽にやってください。思ったようにうまくできなくてもやる気をなくさないように。習うより慣れよです。

■スキンブラッシングを丁寧にやり、続けてローズマリーのアロマバス（参照→P.77）を。その後は楽な、ゆったりした服装に。

■朝食をしっかりとります。84〜87ページを参考にしてください。必ず、果物かフルーツサラダを加えます。ハーブティーを飲んで、気分をさっぱりさせましょう。

■午前中はリラックスして過ごしましょう。音楽を聴いたり、よい本を読んだり、座ってゆったり物思いにふけるのもいいでしょう。デトックスに対する反応や、浮かんでくる思いや感情を書きとめておきましょう。

■デトックスの期間中は、いつもたっぷりと水を飲むことを忘れずに。浄水器を通した水またはミネラルウォーターを、1日2リットルを目安に飲みましょう。

■昼食の30分前に暖かい飲み物を飲みましょう。ジンジャーティーが理想的です。これは胃を暖め、消化の準備を整えます。

■昼食は手を抜かず、きちんと作ります。愛情と手間をかけて作った料理は含まれる「生命エネルギー」の量が多いというデータがあるそうです。昼食は相当しっかり食べる必要があります。84〜87ページを参考にしてください。食事中に冷水を飲むのはやめましょう。消化を妨げます。

昼食の最後は、煮たフルーツ、濃縮リンゴ果汁で甘みをつけた米のプディング、フルーツサラダ、生の果物などで締めくくります。食事をする時はマインドフルネスを心がけ、ゆっくり味、舌触り、香りなどを味わいつつ戴きます。今、食べているものが、身体の中でよい働きをしてくれることに感謝を捧げます。

■昼食後しばらくしたら、その辺を少し歩いてみましょうか。歩く時は呼吸を深く。呼吸法（参照→P.30〜33）を練習します。今、歩いている場所、周囲に広がる風景をきちんと意識しましょう。ゆっくりしたペースで歩いてもいいし、体力に自信のある人はハイペースでどんどん歩くのもいいでしょう。でも、いつも今を意識して。

■午後をどう使うかはあなたの自由。けれど、デトックス中ぐらいは人込みや忙しい場所を避けてゆったり過ごしてみませんか。できれば、特に週末には、ぜひ自分だけの時間をもちたいものです。自分にやさしくなり、自分にとって気持ちいいことは何か考えてみます。午後の映画鑑賞？ それとも、近くのサウナに出かけてスチームとマッサージを楽しみますか？ それとも、何もしないで、のんびりした午後を送りましょうか。何をするか、あなた次第です。

■夕食は早めに、できたら午後6時にとります。この時も、30分前にジンジャーティーを1杯飲んでおきます。夕食は軽いものにしましょう。栄養たっぷりのスープ、サラダ、あるいは茹でた魚に蒸した野菜を添えたものなど。果物をもう1度食べます。

■夜の入浴にはたっぷりと時間をかけましょう。バスルームにろうそくを灯し、静かな音楽をかけ、アロマセラピーの香りを立てるのもいいでしょう（参照→P.82〜83）。暖かい、けれど熱くないお湯をバスタブに満たします。お湯を入れている間に服を脱ぎ、スキンブラッシングを行います。お風呂にエッセンシャルオイルを2、3滴たらします（参照→P.82〜83）。お湯に浸かり、リラックスしましょう。こういう時は、視覚化のパワーでデトックスをうながすのに最適です。デトックスによって全身の毒素が溶け出していくのをイメージしてみましょう。どんな形でも

構いません。全身の細胞から、肝臓から、腎臓(じんぞう)から、太腿やお尻やお腹に溜まった脂肪から、ゆっくりと毒素が溶け出してきます。それが皮膚から染み出してお湯の中に広がり、空気中に散っていきます。そして、全身の細胞には毒素と入れ替わるように、美しい金色に光る癒(いや)しのエネルギーが入り込んできて、全身を光と安らぎとリラクセーションで満たします。今日1日、こんなによく働いてくれた自分の身体に感謝しましょう。

■夜は早めに休みましょう。できれば、午後10時にはベッドに入りたいものです。すでにお風呂でゆったりくつろいでいますから、すぐに眠れるはずです。もしも気持ちが高ぶったり目が冴(さ)えてしまった時は、64ページの筋肉のリラックスを試しましょう。

第2日：日曜日

■カフェインを抜いた副作用が出始めるころです。頭痛が現われるのはごく普通です。気分のイライラや倦怠感(けんたい)もよく見られます。これを意識に留めておき、気を楽にして1日を過ごしましょう。むしろ、こうした副作用が出たら、それを歓迎するくらいの気持ちで。これは毒素が身体から出ていこうとしているしるしなのですから。

■ほぼ土曜日と同じように過ごします。

■午後は、散歩の後、64～67ページに説明した瞑(めい)想法をどれか試してみましょう。たとえ、うまく集中できなくても自分を責めることはありません。できる範囲で集中するようにすればいいのです。始めたということは、それだけで素晴らしいことです。できれば、これからデトックスの期間中、毎日5分か10分だけでも、座って瞑想（あるいはマインドフルネス）をしてみましょう。

■今日も水をたっぷり飲みます。

■自分の感じていることに注意を払ってみましょう。プログラムの途中、特に始めのうちは、ありとあらゆる感情や思いが湧(わ)いてきます。自分の中にデトックスを続けさせまいとする声が聞こえてきますか？　聞こえるとすれば、その声はなんと言っているでしょう。聞き覚えのある声ですか？　その声と対話をしてみましょう。頭に浮かぶことを書きとめるのもいいし、演じてみるのもいいでしょう。68～69ページの空(から)っぽの椅子(いす)のテクニックを使いましょう。

■お風呂に入ったり寝たりする前に、デトックス期間の初めてのウィークデーを迎える準備を整えます。62～63ページの時間管理を参考に、5分か10分かけて明日のプランを立てます。また、明日の食べ物も用意しておきましょう。

第3日：月曜日

■多くの人にとっては、仕事に戻る日です。仕事のある日のほうが週末より忙しい分、やり易い面もありますが、逆にカフェインやアルコールをとりたくなったり、食べてはいけないもの（とくにおやつのケーキやチョコレートやクッキーなど！）を食べたくなる誘惑やストレスも多いという難しい面もあります。こうした問題点は一応心に留めた上で、自分は楽々これを乗り越えるのだと心に言い聞かせます。

■ウィークデーの朝に何をするかは現実のスケジュールに左右されますが、レモンのお湯割りを飲み、最低5分間ストレッチかヨーガをする時間だけは確保できるよう早起きしましょう。お風呂の代わりにウィークデーはシャワーにしても構いませんが、スキンブラッシングはぜひやりましょう。朝食をとる時間があるなら、それに越したことはありません。土曜日の指針を参考に、多少変化をつけてもいいでしょう。あるいは、お弁当を持っていって職場で朝食をとるのもいいでしょう。フルーツサラダなら前日の夜に作っておけますし、ライスケーキにホモスを添えたものや、砂糖抜きのオーツ麦のバーもよいでしょう。果物ならどこへでも持っていけるので、ひと口も食べられないはずはありません。

- あなたはどうやって通勤していますか？ 車や公共の交通機関を使うなら、アロマセラピーで心を落ち着かせましょう。ラベンダーオイルを2、3滴ティッシュに含ませ、運転の合間などに時々嗅ぐのです。気持ちが安らぐような音楽のテープをかけるのもいいでしょう（この場合はリラクセーションや視覚化用のテープはかけないこと！）。通勤時間を運動の時間にすることはできませんか。歩いて、または自転車で仕事に行くのも、1日の始まりとしてすてきですね。無味乾燥な通勤タイムをマインドフルネスの時間に変えましょう。
- 忘れずにコーヒーや紅茶の代用品を持っていきましょう。周囲の人と同じものを飲まないといけないと思い込まないことです。お菓子の誘惑が予想されるなら、健康的なおやつを充分に用意していきましょう。また、大きな水筒にミネラルウォーターをたっぷり入れて机の上に置いておき、もちろん飲むのを忘れずに！
- 仕事でコンピューターを使うなら、定期的に、最低1時間に1回は画面から離れて休みましょう。立ち上がって軽く歩いてみましょう。
- 内容の充実した昼食をとりましょう。外食するなら、シェフがあなたに合わせた料理を作ってくれるところで。席を外せないなら、お弁当を持参します。テイクアウトのサンドイッチやハンバーガー、ピザ、タコスはこのデトックスには不向きです。
- 仕事の後、どんな運動が可能か調査します。職場か自宅の周辺にジムやスポーツセンターはないでしょうか？ どんな内容でしょう。あなたが興味を感じるものは？ お試しコースや無料体験会はないでしょうか？ 入会手続きを行います。
- 夕食はできるだけ早くとりましょう。ただし、自宅で。昼食が軽かった場合は、夕食が1日のメインになります。夕食が遅くなるなら、できるだけ消化のよいものに。
- 仕事で疲れた後はほっとして何か食べたり飲んだりしたくなるものです。代わりに、瞑想、視覚化、穏やかなヨーガのポーズやストレッチ少々などを行って、1日の緊張をほぐしましょう。朝の日課にストレッチやヨーガをまだ組み込めない人は、晩になんとか時間を作ってください。ただし、9時以降は激しい運動を控えないと寝つきが悪くなります。
- さて、仕事しながらデトックスを行う最初の1日はいかがでしたか？ 何か問題がありましたか？ 思ったことを日記に書きとめましょう。ひどく疲労を感じますか？ それはよくあることですが、食事の量が十分かチェックしましょう。制限するのは食品の種類であって、分量ではないという点を思い出してください。
- お風呂に入って寝るまでは、いつも通りに。でも、今日は塩のマッサージとお風呂を試すのもいいですね。

第4日：火曜日

- 全体的には月曜と同様、ウィークデーの日課に従います。
- さらに、職場の環境を点検し、毒性を評価してみましょう（参照→P.25）。改善のために何ができますか？ 電子機器に囲まれて仕事している人は、役に立つ植物（参照→P.24）とイオン生成器を持ち込んで空気の浄化を図ってはいかがでしょう。
- 今日から何か新しい健康法かスポーツを始めようとしていますか？ まだなら、引き続き、楽しめるもの、習慣として続けられそうなものを探してみましょう。

第5日：水曜日

- 全般的には月曜と同様、ウィークデーの日課に従います。
- すでに第1週目の前半を終え、そろそろこのデトックス法の真価が実感され始めた頃でしょう。あなたの身体はカフェイン中毒を脱し、エネルギーと軽快さが格段に増した感じがするでしょう。便通にも変化があるかもしれません。普段より便がゆるめでも心配はいりません。これは果物や野菜や繊維をとる量が大幅に増えたせいですからまったく正常です。一方、便秘も起こるかもしれません。これも、まったく正常です。果物、野菜、繊維を充分にとっているか見直してみましょう。生野菜や玄米を増やしてみましょう。または、あらかじめ水に浸した有機栽培の亜麻仁を軽くひとつかみ食べるのもいいでしょう。
- 一般のスポーツやジムのトレーニングに興味が湧かない人は、ヨーガや気功、太極拳を教えてくれるところを探しましょう。

第6日：木曜日

- 月曜と同様、全般にはウィークデーの日課に従います。
- 昼休みに何かいつもと違うことをやってみましょう。どこか散歩できるところはありませんか？ スチームバスに入れる健康スパーはないでしょうか？ あるいはアロマセラピーのマッサージを受けられるところは？（アロマセラピストにデトックス中であることを告げ、解毒を助けるオイルを選んでもらいましょう。）いつものランチタイムを1日の小さなオアシスに変えるのです。
- 甘いものが無性に食べたくなってきましたか？ たとえば、こってりした美味しいアイスクリームとか？ では、バナナの「アイスクリーム」を作ってみましょう。バナナをまるごと冷凍庫で凍らせます。皮をむき、ミキサーにかけます。出来上がりはとっても濃厚でクリーミー、味も最高です！ 寒い季節には、何といっても暖かいフルーツサラダ。リンゴ、ナシ、刻んだデーツ、いちじくなど好みのフルーツにシナモンとハチミツ少々を加えて弱火で煮るだけ。仕上げに豆乳のクリームか羊のヨーグルトをかけます。

第7日：金曜日

- 月曜と同様、全般にウィークデーの日課に従います。
- 今日は、普通に仕事している1週間に自分がどのくらいのストレスを受けているかチェックしてみましょう。イライラしたり怒ったりしていませんか？ もしそうなら、70～71ページの怒りに対処するテクニックを見てみましょう。また、ストレスが身体の症状になって出ていませんか？ 首や肩の凝り、頭痛、歯を食いしばっているなどです。その場合は、1時間ごとの休憩（もう習慣であってほしい！）の時に、数分間ストレッチを行いましょう。大げさに肩をすくめるように両肩に力を入れ、できるだけ高く持ち上げます。それから、完全に力を抜きます。顎に精一杯力を入れ、それからゆるめます。全身をゆすぶります。腰から上半身を地面に向かって前に折り、そのまま力を抜いて、できるだけ深く曲げます。緊張がすべてしずくになって、指先から地面に落ちていくとイメージしましょう。
- 自分に何かすてきなプレゼントを。今日は金曜の夜なのですから！ 映画やダンスに行くのはいかが？（でも、節制する点は固く守って！）週末に向けて新しい本やテープ、CDを買うか、ビデオを借りてくるのもいいですね。近所にジュースバーがあるなら、1番美味しそうな、とほうもないブレンドを試してみましょう（ただし、砂糖は抜き！）。今度の週末に備えて、必要なものを買い整えておきましょう。自分のために花を買いましょう。香り付きのろうそくも。

第2週

この週の目標
　今週はデトックスの階段を1段上ります。週末は、さらに一歩踏み込んだ浄化が待っています。でも、あわてることはありません。ここまで徐々に身体の準備を整えてきましたから、それほどてこずる心配はありません。週末が終わったら、第1週と同様、ウィークデー一般の食事に戻ります。また、身体が放出し始めている毒素の排出を助けるテクニックもいくつか取り入れていきます。

食事の指針
☐週末は食事制限がとても厳しくなります。ただし、量はたっぷりです！
☐ウィークデーは先週とほとんど同じ食事になりますが、ジュースが加わります。
☐食事に生野菜をもっとたくさん取り入れましょう。
☐仕事の日の昼食は、心から楽しんでしっかり食べましょう。

運動の指針
☐もうそろそろ何か運動を始めたころでしょうね。週に最低3、4回、可能なら毎日行ないましょう。
☐毎日、激しい運動をする必要はありません。エアロビクスとヨーガ、水泳と太極拳などを交互に行なってもよいのです。
☐週末は、激しい運動を控えましょう。

アドバイス
☐デトックスもこの段階まで来ると、自分の内部から抵抗が起きてきて、投げ出したくなるかもしれません。ナチュラルな反応ですが、対策を考えていきます。
☐自分にあくまでもやさしくなり、自分へのささやかなプレゼントをいろいろ計画してください。
☐この週末は、車の運転を控えましょう。

第8日：土曜日

■目が覚めたら、ベッドに横になっている自分の身体を感じてください。足の先から頭皮まで身体中のすべての部分を意識しましょう。ベッドにかかる自分の体重を感じましょう。次に意識を心に向けます。この週末について、どんなふうに感じていますか？

■ゆっくりと全身をストレッチしましょう。全身を長く伸ばします。腰から上下に伸びるように足の先をぴんと伸ばし、両手を頭の上に伸ばします。これには床に直接横になったほうがやりやすいかもしれませんね。両腕を左右いっぱいに開き、上腕にストレッチを感じましょう。寝たまま両膝を胸に寄せ、両膝を片側に倒しながら、両腕は反対側に降ろします。そのまま背骨にストレッチがかかるのを感じます。今度は向きを変えて、膝と腕をそれぞれ反対側に。ゆっくりと起き上がります。

■38～43ページの太陽礼拝か気功の練習に進み、エネルギーを補給しましょう。

■ソルトマッサージバス（参照→P.78）か好みのアロマバスにしましょう。お湯につかり、今日1日何をするか考えます。この週末はぞんぶんに自分を甘やかすのだと心を決めてください。気分を高める芳香を家中に満たします。ろうそくを灯し、自分だけの空間に静かな音楽を流します。

■週末の朝食は、肝臓フラッシュ（参照→P.80）です。リコリスの根、アニスかフェンネル、ペパーミント、コロハを同量ずつ入れたハーブティーを作り、生ショウガ、レモン汁、ハチミツで味を整えます。これを1日中、暖かい飲み物がほしくなったら何度でも飲みます。水も飲み続けましょう。いつも通り2リットルです。

■午前の中間に、キャベツ、レタス、ニンジン、ビーツの生野菜ジュースを225ミリリットル以上飲みます。ラディッシュかタマネギ、ショウガ、レモン、ハチミツ、ニンニクで味を整えます。

■昼食の30分前にハーブティーを飲みます。好みでジンジャーティーでも結構です。

■昼食にはアルカリ性の野菜をたっぷりのサラダにするか、軽く蒸し、ショウガを添えて食べます。レタス、キャベツ、ニンジン、ラディッシュ、きゅうり、トマト、タマネギ、アルファルファもやしから選びましょう。アーモンドか、オリーブか、ごまのオイルにレモンか、ニンニク、タマネギを加えたドレッシング少々を添えて。仕上げは果物（リンゴ、ナシ、ブドウ、メロン、パパイヤなど、ただし柑橘類は除く）で。

■ひとりの時間を心静かに過ごしましょう。普段は時間がなくて読めない本を読みましょう。たとえば精神世界、神秘、自己啓発ものなど。

■あるいは、絵の具かクレヨンを使って、自分の心を探ってみるのもいいかもしれません。芸術家でなくてよいのです。アートセラピーだと考えましょう。準備するものは、紙とクレヨンか絵の具だけ。紙を見てください。何か描きたいイメージが浮かんできましたか？　こなければ、クレヨンか絵筆を取って、なんとなく惹かれる色を選び、紙の上に塗りつけていきます。自由に思いのままに手を動かします。しばらく続けたら、描いたものを見てみましょう。何かを語りかけてきますか？　自分の人生に対する気持ちと共鳴するものがありますか？　よく見てみると、何か形やイメージが見えてきませんか？ていねいにイメージをすくい上げましょう。何かを思い出しませんか。難しく考えず、色とイメージで遊んでみましょう。

■午後の途中に、野菜ジュースをもう1杯飲みます。

■夕食の30分前に、ハーブティーを飲みます。週末の夕食は6時頃とるようにしましょう。昼食と同じリストから果物だけ食べます。空腹感が強い場合は、昼食と同じサラダを食べます。

■気持ちが落ち着くアロマバスを楽しみ、早く寝ます。今日は厳格なデトックスで、すっかり疲れたことでしょう。ベッドのそばに日記を置いて寝ます。

第9日：日曜日

■昨夜は何か夢を見ましたか？　ベッドに入ったまま、どんな夢を見たか思い出して日記に書いてみましょう。これから、見た夢はすべて書きとめておきましょう。夢はあなたの潜在意識からの贈り物です。難しく分析しようとせず、ただ夢に注意を向けてみましょう。夢はどんな感じですか？　その感じは目覚めている時にもありますか？　夢はあなたを脅かしますか？　あなたを脅かすのは何、あるいはだれですか？　その対象と対話をしてみましょう。ちょうど、自分の「内なる声」と対話した時のように。あるいは、その夢を絵に描いてみましょう。

■基本的に昨日とほぼ同じように過ごします。穏やかな運動の時間を取りましょう。こういう時に散歩するのにぴったりのナチュラルな空間はありませんか。まだ太極拳か気功について調べていない人は、さっそく調べ、ぜひやってみてください。リラクセーションのテクニックも使ってみましょう。

■夕食は土曜日よりも多めに食べます。蒸した野菜をたっぷり、それに玄米をしっかり食べましょう。仕上げに果物を。月曜日に疲れを残さないよう、エネルギーを多めにとります。

■寝る前に、エプソムソルトバス（参照→P.78）を楽しみ、週末の強烈なデトックスで溶け出した大量の毒素を、きれいさっぱり出しきりましょう。エプソムソルトバスに入れない人は、アロマバスかミネラルたっぷりのお風呂を楽しんでください。

第10日：月曜日

■仕事に戻り、第1週と同様、仕事日の日課に従います。週末の厳しい食事制限をくぐりぬけた後ですから、今日の朝ご飯は栄養をたっぷりとってください。

■週末に飲んだデトックスティーが気に入った人は、それを続けましょう。また、引き続き、水をたっぷり飲むのも忘れずに。

■今日はあまりがんばりすぎないで。身体がすっきり軽くなった感じで、完全に普通通りの食事に戻す気がしないなら、普段の食事を少し変えます。肉をやめる、または山羊や羊の乳製品をやめるなど。けれど、食べる量は充分に、そして炭水化物とタンパク質はしっかりとってください。普段の仕事をこなしている日には、充分なカロリーをとってエネルギーレベルを保つ必要があります。

■少しばかり、職場の風水を点検してみましょう。ドアや窓に背中を向けていませんか？　ドアがよく見えるような位置に移動できないでしょうか？　デスク周りや仕事場の整頓にかかりましょう（参照→P.58〜59）。

■運動は続けていますか？　調子はいかがですか？　そろそろ少し楽になってきた頃でしょう。その調子で続けましょう。運動を一生の習慣にできれば、あなたの健康と心の安定にとってこれ以上のプレゼントはありません。

第11日：火曜日

■気力が充実し、頭がすっきりしてきたという人は、今日から食事を1回、生ジュースに変えましょう。ジュースはゆっくり少しずつ飲むこと。元気が出ないと少しでも感じる場合は、食事の内容を見直してみましょう。炭水化物（米などの穀物、芋類、ライ麦パンなど）やタンパク質（魚、鶏肉、大豆製品、山羊や羊のチーズなど）は足りているでしょうか？

■同僚は、あなたがデトックスをやることにどんな反応を示していますか？　協力的ですか？　それとも、なんとか断念させたがっていますか？　自分と同僚とのかかわりを考えてみてください。あなたは仕事上の「ペルソナ」、つまり仕事の時だけ演じる役割を持っていませんか？　それは、仕事上、だれに対するかで変化しますか？　仕事上の人間関係で何か改めたいと思うところはありますか？

■今夜は、塩風呂（参照→78頁）に長めに浸かることにしましょう。水分はふき取らず、タオルで軽く押さえる程度にして、すぐに布団に入りましょう。これまでにないほど、ぐっすり眠れますよ！

第12日：水曜日

■水曜日は週の真ん中で、なかなかつらい日です。退屈したり、やる気をなくしたりしている人は、ここまでがんばってきたことを思い出してください。あと少しで半分というところまで来て、ここで逆戻りするなんて悔しいではありませんか？ でも、今日は自分を元気づけるために何かプレゼントを。毎日、似たようなメニューの繰り返しに飽きてきた人は、昼休みに本屋を覗き、参考になりそうなレシピの本がないか探してみましょう。

■どこか近くでスチームバスかサウナを見つけましたか？ 見つけた人はとても幸運ですね。どうぞ、ごゆっくり！ それは無理でも、普通のマッサージならあるでしょう。マッサージは、筋肉や結合組織の奥に溜まった毒素をもみほぐしてくれます。1番いいのはマニュアル・リンパ・ドレネージ（手もみ式リンパ排液法）（MLD）で、こんな恐ろしげな名前からは想像もつかない、天にも昇る心地よさです。名前の通り、これはリンパ系に深く働きかけ、他に真似のできないパワーで毒素をほぐしてくれます。夢のように気持ちがよくて大量の快楽物質が出る上、きれいになる効果まであるのです。プロのマッサージは高くて手が出ないという人は、パートナーか友達に頼んで一緒にマッサージを習いましょう。そうすれば、交替でマッサージができます。短期の講習がたくさんあるので受けてみましょう。

第13日：木曜日

■基本の日課をしっかり守っていますか？ ところどころ手を抜いたり、省略したりするのはあまりにも簡単。第1週の指示に戻って、きちんと守れているか確認しましょう。でなければ、充分な効果は得られません。

■毎日、内省の時をもっていますか？ 瞑想でもマインドフルネスでも、ただひとり静かに座っているだけでもよいのです。これは心の毒を洗い流すためにとても大切です。欠かさず行いましょう。ここまでに書いたやり方のどれもしっくり来ないという人は、自律訓練法をチェックしてみては？ これは、深いリラクセーションとストレスコントロールのための優れた方法で、航空パイロットから産業界のチーフ、宇宙飛行士にまで利用されています！ トレーニングは8週間にわたって集団で行います。この習慣が身につけば、長い一生、効果を発揮しつづけてくれます。

■呼吸法の練習の時間はとっていますか？ 基本さえつかんだら、後は横になったり特別な姿勢で座ったりする必要はありません。どこでもできます。バスの中で、出勤の途上に歩きながら、電話をかける前に、等々。

第14日：金曜日

■食事には変化が十分ありますか？ トロピカルフルーツや珍しい果物がいろいろ手に入りますから探してみましょう。食べたことがないものがあるなら、あなたの味蕾に新体験をさせてあげましょう！ 新しい野菜も試しましょう。デトックス中は舌が退屈しがち。あなたの創意工夫にかかっています。ちょっと違う味が試したい時は、野菜にほんの少しオリーブオイルをかけてローストしてみます。または野菜のバーベキューはいかが？ でも、焦がさないように気をつけて。

■今日の昼休みは、屋外でだれにもじゃまされないで座れる場所を探します。目を閉じて、周りの世界に意識を向けます。五感の視覚以外を働かせましょう。どんな音、匂い、手触りが感じられますか？ あなたが座っているもの、それが何であれ全身で感じてみてください。足元に広がる地球と自分とのつながりを感じてください。

■今夜は夕食を軽めにしておきます。本格的なデトックスを行う2度目の週末に備えましょう。

第3週

この週の目標
　今ではすっかり、デトックスの日課にも慣れましたね。この週末も、先週末とほぼ同様のパターンですが、今週は心のデトックスの側面により深く入っていきます。自分の感情をさらに見つめ、同時に自分の身体とのつながりも考えていきます。

食事の指針
☐第2週と同様ですが、以下のことを試みてもよいでしょう。
☐水は引き続き、たっぷりと飲みましょう。
☐1日1回、ニンジンとビーツのジュース、クランベリージュースを飲んで、肝臓と腎臓(じんぞう)を助けてあげましょう。
☐引き続き、料理にはニンニクをたっぷり使います。
☐紫色のブドウも肝臓にいい働きをします。買い物リストに加え、午前と午後のおやつに食べましょう。

運動の指針
☐いつもの運動を続けてください。
☐まだ本調子が出ない人は、専門家の助けを借りましょう。よいジムやフィットネスセンターには訓練を受けたインストラクターがいて、あなたに合ったプログラムを選べるようアドバイスをし、継続のために励ましを与えてくれます。今のジムに満足できないなら、他のところを探す時機です。
☐他人のいるところで運動するのは落ち着かないからという理由で運動していない人は、リバウンド運動用のミニトランポリンなど自宅でできる運動用具を購入しましょう。第2章のヨーガや気功の練習の助けに、ビデオを利用しましょう。
☐28ページの動機づけのところに書いたアドバイスを参考にしてください。

アドバイス
☐中間地点まで来ました。ここまでやってこられた自分をしっかり褒(ほ)め、プログラムの後半をやり遂げる決意を新たにしましょう。
☐週末はのんびり過ごし、運転や激しい運動は控えます。

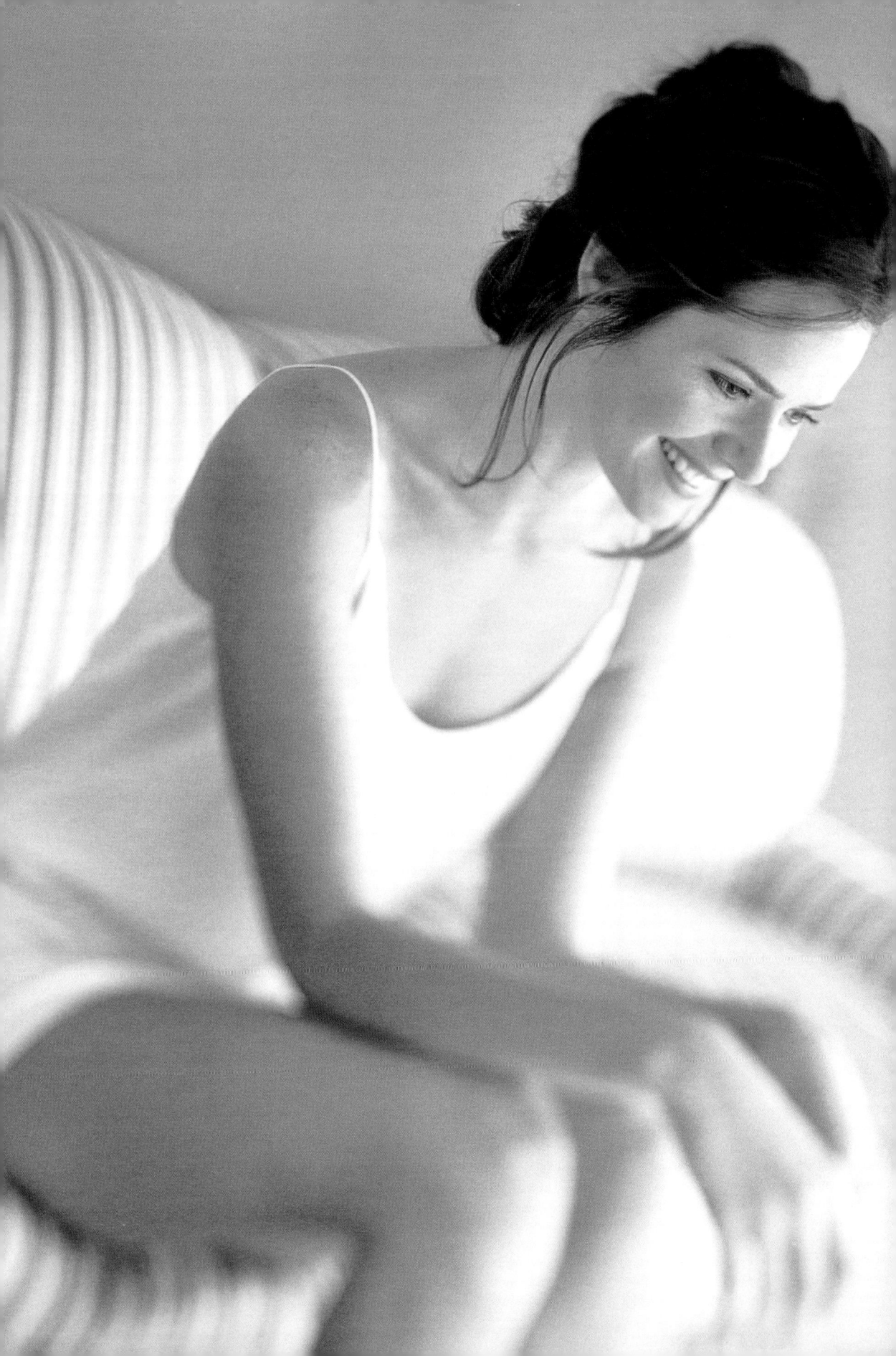

第15日：土曜日

■先週末（第2週）と同様の指針を守り、もう1度、肝臓フラッシュ、アルカリ野菜、ハーブティー、果物、ジュースに戻ります。健康状態がよく、このプログラムが気分よく続けられ、もう一歩踏み込みたいなら、今日は水だけの断食かカリウムスープ断食をやってみてもよいでしょう。やり方は以下の通りです。水断食なら、浄水器を通した水かミネラルウォーターのみを飲みます。水はなるべく長く口の中に含み、時間をかけてゆっくり飲みます。最低2時間に1回は飲みましょう。カリウムスープは、アルカリ性の野菜を刻んだもの4カップ分を鍋に入れて、3リットルの水を加え、弱火で30分煮ます。もちろん、塩は加えないこと。スープを漉し取り、野菜は捨てます。

■静かな場所に座り、自分の人生の聞き取りを行います。先週は、仕事上のペルソナについて考えてみました。今度は、自分が人生で演じているさまざまな役割について、もっと深く考えてみましょう。役割を紙に書き出します。だいたい次のようなリストになるのではないでしょうか。会計士、夫、父、息子、兄弟、釣り師、詩人、カウチポテト族、コック。または、娘、学生、姉妹、おば、孫娘、女優、野性の女、ウェイトレス、馬に乗る人。今度は円をひとつ描き、それをオレンジの房のように分割してみましょう。あなたの人生においてどの役割が1番多くの時間をとっていますか。どの房が、どの役割に使っている時間を表すか、それぞれ書き込んでいきます。どんな「オレンジ」が出来上がりましたか？　会計士ばかりで父や詩人の部分がゼロですか？　娘の部分が多すぎて女優の部分が少なすぎますか？　もうひとつ円を描き、今度はこれらの役割への理想の時間配分を書き込んでみます。これまで忘れられていた役割にどのように関わっていけばいいか考えてみましょう。

■あなたには何か夢や目標、ずっとやりたいと思ってきたことがありますか？　どうしたらそれを実現できるでしょう。時間をつくり、1週間に1回（たとえ30分でも）目標の実現に取り組みましょう。自分との約束の時間を手帳に書き込み、それを守りましょう。

■何か理想の生き方を妨げているものがありますか？　私たちの多くは過去の古い感情に足を引っ張られ、自己評価の低さ、自信欠如などに悩んでいます。このデトックスプログラムでは、自分にもっと自信がもてるように手助けします。この週末は、日記を読み直したり、自分が描いた絵を眺めたり、静かに座って否定的な声と対話をしてみたりしましょう。自らを変える力はあなたの中にあるのです。

■時に、デトックスによって強烈な感情が噴出することがあります。ひとりで立ち向かおうとせず、信頼できる人に話を聞いてもらいましょう。

■今夜は普通のお風呂の代わりに、ボディーラップ（参照→P.79）を行い、すぐにベッドに入りましょう。

第16日：日曜日

■昨日、断食した人は、プログラム中の普通の食事に戻します。専門家の指導監督なしに断食できるのは1日が限度です。

■今朝は、サイダービネガーバス（参照→P.79）でしゃっきりクリーンな気分になり、昨夜のボディーラップで出た大量の汗と毒素（シーツにすごい染みがついたでしょう）を落とします。

■今日はできればマッサージを受けます。

■この日の午後は、身体とのつながりを探ってみます。裸になり、全身を映せる鏡の前に立ちます。自分の身体のどこがきらいですか？　なぜでしょう？　太りすぎ、痩せすぎ、しわが多いなどという内なる声は正当ですか？　何か古いメッセージやメディアが流すイメージに反応してしまっていませんか？　身体のどこが好きですか？　よいところを認め、全身に対して同じ気持ちをもつように努めます。あなたを包み、あなたを守っている身体です。それがなければ、あなたは生きていません。身体に精一杯の感謝の気持ちを捧げましょう。まっすぐに自分の目を見て、言うのです。「私は自分の身体を愛している」。最初はしらじらしく響くかもしれませんが、言いつづけましょう。

■午後、静かな音楽のしらべに合わせ、気の向くままに身体を動かしてみましょう。そして今度

は、リズミカルな音楽、何かドラムのビートが利いた音楽にのせて踊ります。いろんな音楽を幅広く試してみましょう。
■今夜の夕食は、しっかりと。体力が落ちてきたら、魚か鶏肉を加えます。
■いつものスキンブラッシングの後、気持ちの休まるアロマバスを楽しんでください。

第17日：月曜日
■今日から金曜までは、いつものウィークデーの日課に戻って食事、運動を行います。抜けている栄養素がないか確認しましょう。またエネルギー不足になっていないか食事の量を点検しましょう。
■もう水泳をやっていますか？　まだなら、今週は水に親しんでみませんか？　アクアビクスはすばらしい運動です。効果的で、しかも楽しめます。
■今夜は、ミネラルソルトバスに入りましょう。

第18日：火曜日
■人生を楽しんでいますか？　笑いには、これまで行ってきたデトックス法に負けない癒しの力があります。生活に喜びと笑いが十分にありますか。仲のよい友だちと夕べを過ごすのもいいですね。レンタルビデオ店で楽しめる映画を2、3本借りてくるのもいいですね。
■ソルトマッサージとソルトバスで1日を締めくくりましょう。タオルにくるまってそのままベッドに入ります。

第19日：水曜日
■引き続き、気分を高め、ストレスを和らげるため、アロマセラピーを利用しましょう。職場でアロマバーナーが使えるなら、言うことなしです。無理なら、第1週と同様、ティッシュに好きなオイルを含ませます。ストレスを感じたり、うんざりした時に、それを取り出してゆっくりと吸い込みます。
■今夜は気持ちの休まるアロマバスでリラックスしましょう。今までろうそくや音楽などめんどうだと思って省いていた人も、今夜は使ってみてはいかがでしょう。第1週で行った視覚化のテクニックを練習してみましょう。あるいは、自分がギリシア神話の愛と美の女神、アフロディテになって、侍女たちにかしずかれて湯浴みしているところを想像してみましょう（あなたが男性なら、アポロでも何でもお好きな男神になって！）。召し使いたちが口々に、あなたの素晴らしさ、美しさ、健康さを褒めたたえています。そのことばを信じて下さい。

第20日：木曜日
■自分のために花を買い、デスクに飾りましょう。かわいい鉢植えでもいいですね。自分の前にろうそくを1本立て、集中を助けます。
■小さなプレゼントを自分に買いましょう。好きな雑誌、珍しい果物、新しい下着、新色の口紅など。
■今晩はサイダービネガーバスに入って、早めに休みましょう。

第20日：金曜日
■この頃になると、すばらしく爽やかな気分でしょう。その爽快感にぞんぶんに浸ってください。
■今夜はダンスに行きませんか。ショーか、新しい映画はいかが？　アイススケートやボウリングもいいですね。夕方、まだ明るいなら、ハイキングやサイクリング、乗馬やカヌーもすてきです。

第4週

この週の目標
　ゴールまであと1歩です！　ここまで続けてきたあなたは、このプログラムがどんなにすがすがしい気分をもたらしてくれるか実感しているはずです。この最後の1週間は、これまでの3週間にやってきたことの続きです。週末に本格的なデトックスをもう1回行い、その後の1週間で徐々に平常通りの生活に戻していきます。

食事の指針
☐第2週、第3週と同様に。ただし、以下の変更を加えてもよいでしょう。
☐引き続き、水はたっぷりと。
☐ニンジンとビーツのジュース、クランベリージュースを飲んで、肝臓と腎臓（じんぞう）を助けましょう。
☐引き続き、料理にはニンニクをたっぷり使います。
☐紫色のブドウも肝臓にいい働きをします。買い物リストに加え、午前と午後のおやつに食べましょう。

運動の指針
☐いつもの運動を続けましょう。
☐選ぶのに手間取ったり、アドバイスをくれる適切な専門家が見つからなかったりして、やっと運動を始めたばかりという人も心配はいりません。遅くてもやらないよりましです。
☐リバウンド運動、ヨーガ、太極拳、気功など、自宅での運動も続けましょう。ビデオはどれかもう手に入れましたか？

アドバイス
☐この時点でずるずると後退することがないように。28ページの動機づけに書いたアドバイスを思い出してください。残るはたったの1週間です。
☐週末には運転しないことを忘れずに。

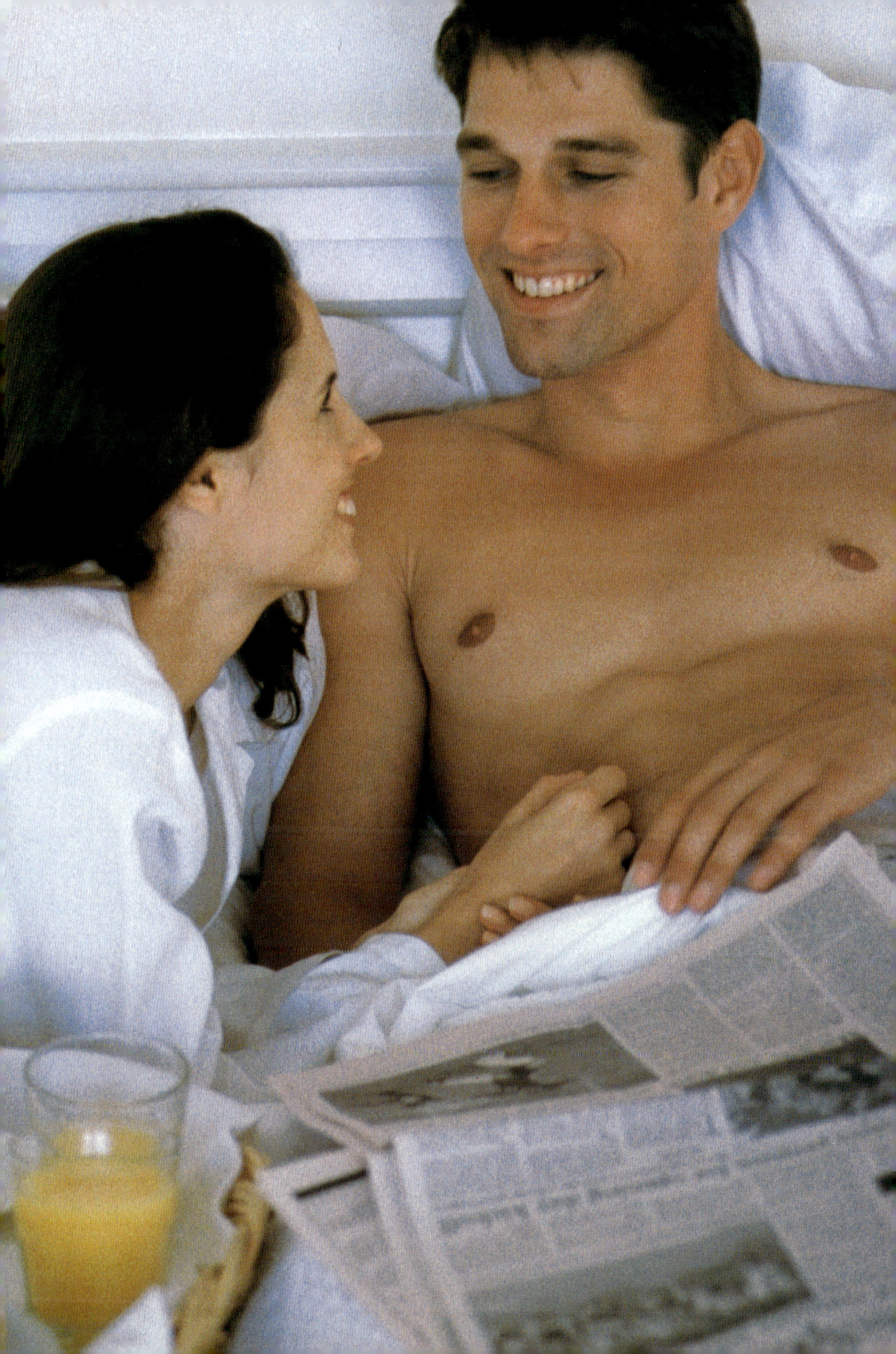

第22日：土曜日

■普通の週末のプランに従ってください。この週末に断食するのはよくありません。

■この週末には空いた時間を使って、自宅の環境面と風水を点検してみましょう。もっとも大切なことは、ごたごたを片付け、家中をできるだけすっきりきれいにすることです。あなたは身体も心もきれいにしたのですから、今度は環境をすっきりさせなければなりません。

■この週末はボディーラップを行いましょう。前ほど汗が出なくなり、シーツもそれほど汚れませんね。だとしたら、おめでとうございます。あなたのデトックスはたいへん順調です！

第23日：日曜日

■79ページの気分がリフレッシュするサイダービネガーバスかローズマリーのアロマバスを楽しみます。

■自分自身と霊性とのかかわりを少し考えてみましょう。何かを信じていますか？ 宗教、信条、あるいは何らかの霊的な感情を持っていますか？ もっているなら、それはあなたの役に立っていますか？ 安心、安らぎ、霊感を与えてくれますか？ 与えてくれないとしたら、それはなぜだと思いますか？ もし霊的な感情を持っていないとしたら、それが欠けていると感じますか？ ことによると、あなたは霊性というと落ち着かない気持ちになるかもしれません。だとしたら、なぜでしょう。自分の思いを日記に書いてみましょう。あるいは感じたことを絵に描くか、ダンスで表現してみましょう。

■今日は、しばらく野外で過ごしてみませんか。自然をつぶさに見ましょう。動物たちを、木々を、草花を、そして他の人々を眺めるのです。第14日に行ったように、五感をいっぱいに働かせて匂いをかぎ、感触を味わい、耳を澄ませましょう。この世界における自らの位置に、自らと地球とのつながりに、そして自分が大いなるものの一部であることに気づいてください。

第24日：月曜日

■いつものウィークデーの食事にします。動物性タンパク（鶏肉、魚、鳥獣）、卵、山羊や羊のチーズやミルクを抜いていた人は、今週から再びメニューに入れたければ、そうしても結構です。

■今日はできれば、マッサージを受けましょう。理想はマニュアル・リンパ・ドレネージ（MLD）です。

■運動も続けましょう。この月の初めに運動を始めた時のことを思い出してみましょう。今の感じと比べてどうですか？ 大きな違いがあるはずです。変化は身体にも現れていますね。脂肪が減り、体型が整ってきたはずです。あと2、3週間もすれば、もっと大きな違いが出てきます。続けましょう！

第25日：火曜日

■いつものウィークデーの食事を続けます。

■髪型を変えてみませんか。あなたの内面は大きく変わりました。この変化を目に見える形で確認するのもいいですね。雑誌をめくってみて、内側からきれいになり、パワーを得た新しいあなたにぴったりのイメージを見つけてください。

第26日：水曜日

- いつものウィークデーの食事を続けます。紅茶やコーヒーをもう1度飲みたいですか？　もうカフェイン中毒は脱していますから、ここですっかりやめる決心をしてもいいでしょう。そこまでしないにしても、カフェイン抜きの紅茶にするとか、飲む量を減らすとかもいいですね。
- 昼休みか勤め帰りにフェイシャルエステを予約しませんか。ナチュラルな製品を使っている美容サロンを選びましょう。あなたの肌は今、すばらしくきれいになっているはず。そこに最後の仕上げをするのです。男性も例外ではありません。最近は男性向けのフェイシャルエステや美容コースを用意しているサロンもたくさんあります。

第27日：木曜日

- 手と足の手入れをしましょう。マニキュアやペディキュアをしてみては？　よく手入れされた手足や爪はあか抜けた印象を与え、その人の目が身体の細かいところにまで行き届いていることを示します。
- 自分の書いた日記を読んで、初めのころとどこが変わったか考えてみましょう。自分についてどんな発見がありましたか？　起こった変化の中で、一時的なもので終わらせたくないものはありますか？
- 今夜は、全身を鏡に映して自分の裸をもう1度眺めてみてください。自分の身体に対して何か違うふうに感じますか？　身体との結びつきが深まり、調和が増したように感じませんか？

第28日：金曜日

- 目標達成、おめでとう！　あなたはデトックスプログラムの全日程完了という快挙をなし遂げました。今の気持ちはいかがですか？　感激、満足？　それとも、ちょっと怖い、あるいは少し気抜けしましたか？　自分の気持ちを記録しておきましょう。これからも日記（そして、対話や夢を記録すること、絵を描くことも）は毎日の習慣として、ぜひ続けてください。
- 外食して、デトックス中に我慢していたものを一気に食べる誘惑に負けないでください。以前の食事に戻すつもりなら（できれば、これからはヘルシーなものを選んで食べるようにしてほしいのですが）、慎重に少しずつ戻しましょう。身体にあまり大きなショックを与えないように。食品を1度にひとつずつメニューに取り入れていけば、身体の反応を確かめながら進められます。食品によっては消化不良や動悸、頭痛、その他の反応を起こすものがあります。そうした反応は、明瞭な不耐症のサインです。
- 1ヶ月のデトックスプログラムの終了は、必ずしも昔の生活への逆戻りを意味するわけではありません。長期的なデトックスについては112〜121ページを参考にしてください。

週末のデトックスプログラム

この週末デトックスは、あなたにとって数日間、「世界を止める(ストップ・ザ・ワールド)」チャンスです。身体と心と魂を休ませ、若返らせるのに抜群の効果があります。方法はいたってシンプルで、生活習慣をほんの数日変えるだけですから、これからデトックスを始める人にも簡単です。

この短期間の浄化だけでも、その効果は身体の奥深く及びます。消化すべき食事の量が比較的少なくなるため、その間に胃腸は休息し、毒になる老廃物が排出されやすくなるのです。おそらく身体が軽くなり、快調になるはずです。精神面の効果も見られます。精神が研ぎ澄まされ、質の高い深い眠りが得られるはずです。

もっと微妙な変化も生じるかもしれません。自分の心と身体のためにこんなふうに時間をかけること自体、あなたが心身ともにほんとうの自分を気づかい始めた証拠です。それは、魂の深いレベルの癒(いや)しにつながります。ですから、この週末に経験する、驚くべき感情や思いに対して、ぜひ注意を払ってください。なお、これはきわめて安全なプログラムですが、デトックスの一般的指針が当てはまります。75ページの「デトックスに向かない時」を参照してください。何か少しでも心配がある時は、かかりつけの医師または医療の専門家にご相談ください。

週末デトックスの準備

あまり忙しくない週末を選んでください。あなたがひとりになれれば、あるいは静かな落ち着いたところで過ごせるなら、それに越したことはありません。それが無理なら、家族や友人にあなたのやろうとしていることを説明し、それを尊重してくれるよう頼んでおきます。110〜111ページの指針に従ってください。途中で買い物に走らなくていいように、必要なものはすべて週末の前に揃(そろ)えておきましょう（参照→右のリスト）。

自分の家を安らぎの場に

自分の家を五感の安らぐ隠れ家にしましょう。美しい花を買ってきたり、観葉植物の鉢を家の中に入れましょう。静かな音楽をかけ、ろうそくを灯(とも)しましょう。アロマセラピーの香りを部屋中に満たしましょう。あなたの心と身体をやさしく包みこんでくれるような家にしましょう。湯たんぽがあれば心地いいし、その上、解毒の効果も高まります。暑い季節なら、服装を薄手の涼しいものにして、扇風機をかけましょう。

デトックス買い物リスト

- ミネラルウォーター8リットル
- レモン3個
- 新鮮な果物か野菜1種類を1キログラム（ブドウ、リンゴ、ニンジンから選びましょう）
- ジュース用の果物と野菜（ニンジンとリンゴは必ず。ビーツとセロリを加えてもよいでしょう）
- 以下から好みの野菜：キャベツ、ニンジン、ラディッシュ、キュウリ、タマネギ、アルファルファ、レタス、カブカンラン、カブ、パースニップ。季節の有機野菜を選びましょう
- 以下から好みの果物：リンゴ、ナシ、ブドウ、キーウィ、マンゴー、パパイヤ、メロン、ザクロ
- 有機栽培の玄米かジャガイモ
- ニンニク、ショウガ
- 冷圧搾（コールドプレス）したオリーブオイル
- アロマセラピーの精油
- 海の塩、エプソム塩
- ろうそく、花、気持ちの休まる音楽、霊感を与えてくれる読み物

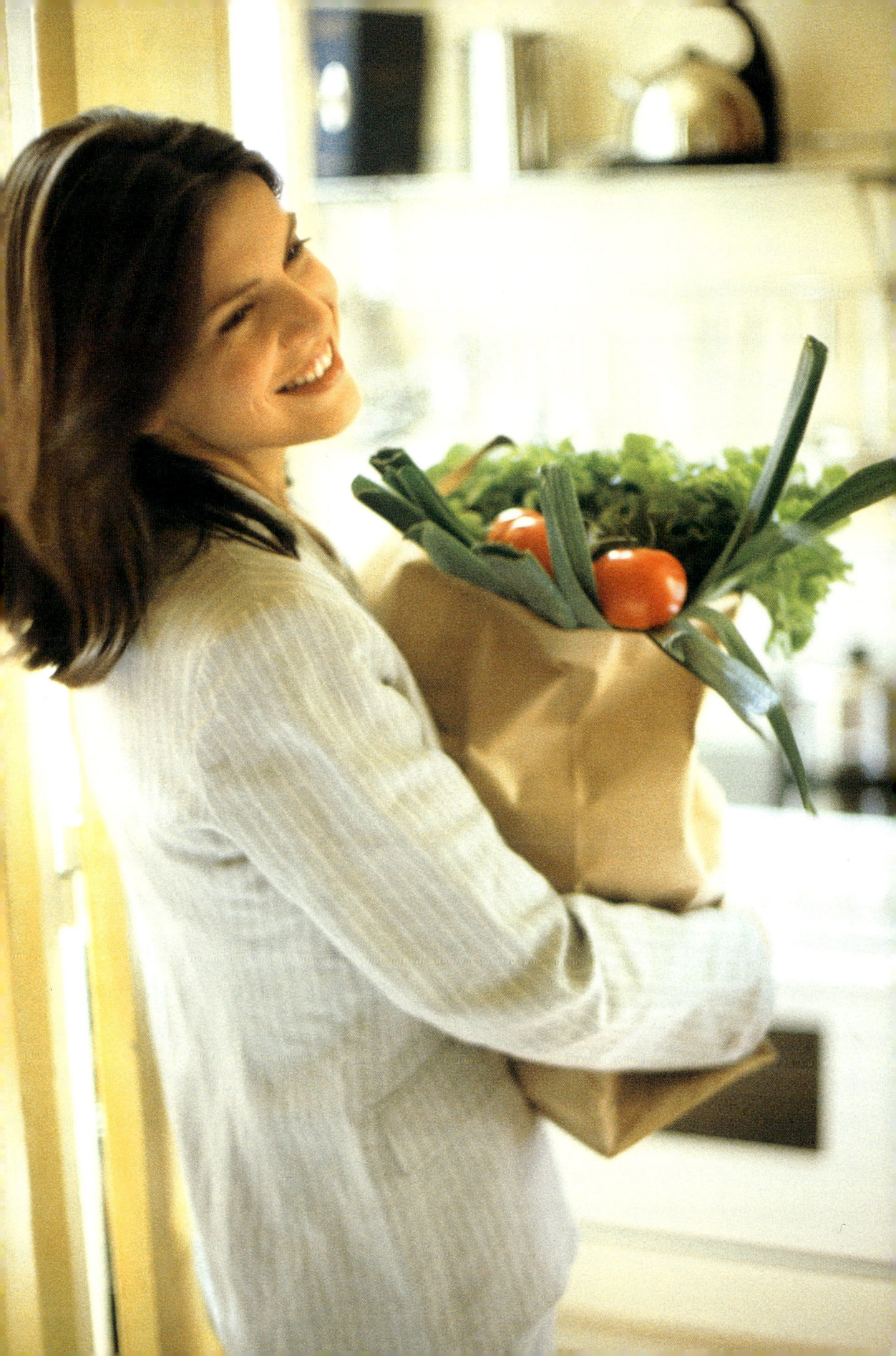

第1日：木曜日

■ 1日の始めに、しぼりたてのレモン汁をカップ1杯のお湯で割ったものを飲みましょう。

■ この日1日は普段通りのものを食べて構いませんが、できるだけあっさりしたものにし、こってりした胃にもたれるものは避けます。アルコール、キャンディー、ケーキ、ビスケット、クッキーは控えます。

■ 今日から、1日に何度もミネラルウォーターを飲んでください。瓶を机の上か手近なところに置いて、2リットルを目標に飲みます。

■ 週末に備えて準備を整えましょう。必要なものを買い揃えます。友人・家族に週末は完全に休みを取るつもりで連絡も取れないことを説明しておきます。週末を自由に使えるよう、雑用を済ませておきましょう。

■ 晩には、スキンブラッシングを行います（参照→P.77）。好みのオイルを使ってアロマバスを楽しんでください。

第2日：金曜日

■ 朝1番にレモン汁のお湯割りを1杯飲みます。

■ 今日は食事を軽めにします。肉、チーズ、卵、牛乳など、消化に大きな負担がかかるタンパク質、および脂肪分の多いナッツ類をメニューから省きます。紅茶やコーヒーを飲む人は、仕事の終わる日まで飲んでも構いませんが、量は控えめにしましょう。昨日と同じく、ミネラルウォーターを2リットル飲みます。

■ 塩と砂糖を避けます。ケーキやクッキーの代わりに果物を食べましょう。

■ 朝食はトーストにフルーツジャムをぬったもの、フルーツコンポート、フルーツの煮込み、フルーツサラダ、水だけで炊いたオートミールに少量のメープルシロップと豆乳をかけたものなどにします。

■ 昼食には、たっぷりの野菜サラダか蒸し野菜に、脂身のない鶏肉、魚、豆腐などを添えたものを。

■ 仕事が終わったら、まっすぐ家に帰りましょう。仕事着を脱いで、ゆったりした着心地のいい服に着替えます。

■ 夕食は軽く、サラダ（オリーブオイルにニンニク、レモン、サイダー酢を加えた軽いドレッシングをかけて）、または野菜スープだけにします。できるだけ早い時間、できれば6時ごろに。

■ これから、熱い飲み物が飲みたくなったら、ハーブティー（カフェインフリーのものに限ります）かジンジャーティー、あるいは白湯にします。

■ もし時間があれば、家の片づけを始めましょう。

■ 寝る前にスキンブラッシングを行います。その後、エプソムソルトバスに入って、解毒作用のエンジンをスタートさせましょう。タオルで軽く身体をたたく程度にして、そのままベッドに入ります。

第3日：土曜日

■ 目覚めたら、レモン汁のお湯割りを1杯飲みます。

■ ベッドに横になったまま、これから始まる週末に思いを巡らせてください。どんな感情や思いが浮かんできますか？ 次に自分の身体とふれあってみましょう。ベッドに横たわっている自分の身体を感じてください。脚と腕を思い切り伸ばしましょう。身体のどこかに緊張を感じますか？ 自分がどこにストレスを溜め込んでいるか気づきましょう。

■ ゆっくりと、マインドフルに起き上がります。39～41ページと43ページのヨーガの太陽礼拝と気功の練習をしてみましょう。

■ お風呂にお湯を張り、ローズマリーオイルを1、2滴たらします。お湯を入れている間に、スキンブラッシングをしましょう（参照→P.77）。

■ お湯に浸かり、視覚化のテクニックを利用し、全身の毒素がお湯の中に、そして空中に散っていくところをイメージしましょう。今度はそれを、全身の細胞を生まれ変わらせ、若返らせてくれる、やわらかな美しい金色に輝く、癒しの光のイメージに置きかえます。

■ 今日は厳密な単品ダイエットで、果物か野菜1種類だけで過ごします。ブドウ、リンゴ、ニンジン

の中からひとつ選んでください。少しずつ1日かけて食べます。普段の食事の時間以外に、午前、午後、夜にも間食としてこれをとります。ひと口ずつ徹底的によく噛んで食べます。食べながらマインドフルネスを実践しましょう。
- いつも通り、2リットルの水も飲みます（暖かく、または熱くして）。基本的に水分はこの水だけにするべきですが、どうしても他のものが飲みたくなったら、好みの果物か野菜の生ジュースにします。
- 今日はゆったりと過ごしましょう。紅茶、コーヒー、砂糖をやめているため、副作用が出てくるかもしれません（参照→P.76）。激しい運動は控え、ゆっくり散歩するか、ストレッチ、ヨーガ、気功（参照→P.34〜37、P.38〜41、P.42〜43）などをやりましょう。
- 呼吸法を行う時間をとります（参照→P.30〜33）。
- 完全にリラックスしましょう。ゆったり読書などもいいですね。こういう時には、何か霊感を与えてくれそうなものがいいですね（血みどろのスリラーなどは禁物！）。絵を描いたり、日記を書いたり、自分自身と対話をしたりしたい人もあるでしょう（1ヶ月のデトックスのところを参考にしてください）。でも、なによりリラックスしましょう。全然、何もしなくても構わないのです。むしろ、何もしなければしないほどよいのです。
- 今夜は早く休むことにしましょう。きっと適度に疲れているので、ナチュラルな眠りが訪れるでしょう。今夜はスキンブラッシングとボディーラップを行います（参照→P.79）。

第4日：日曜日

- 起きたら、いつも通り、レモン汁のお湯割りを1杯飲みます。
- 暖かいアロマバスで昨夜のボディーラップの名残を洗い流しましょう。穏やかな基本のストレッチか、太陽礼拝を行います。
- 朝食には生のフルーツサラダ（暖かい季節なら）、または砂糖を加えずに弱火で煮た果物（リンゴ、ナシ、スルタナかゴールデンレーズン）を食べます。
- 午前中は、瞑想とリラクセーションのテクニックを練習してみましょう。
- 昼食には、薄切りの果物（リンゴ、ナシ、桃、ネクタリン、ブドウなど）にプレーンな生ヨーグルトをかけて食べます。
- 今日も2リットルの水を飲みます。
- 午後は自然の中に出て、ゆっくり散歩したり静かに座って過ごすことにしましょう。1ヶ月のデトックスの第14日に行った五感と意識を高める練習を行ってもよいでしょう。また、ただ座ってくつろぎ、もの思いにふけったり眠ったり読書したりなどご自由に。
- なるべく6時に夕食をとれるようにしましょう。買い物リストの中から好みの野菜を選び、刻んで蒸します。ハーブ、スパイス、ニンニクで風味をつけるか、オリーブオイル小さじ1とレモン汁（好みでニンニクとショウガを加えて）のドレッシングを少しだけかけてもいいでしょう。ひどく空腹を感じたり元気が出ない時は、少量の玄米をボイルしたものか、ベークドポテトを添えます。
- スキンブラッシングを行い、サイダービネガーバスを楽しんでから、休みます。

第5日：月曜日

- レモン汁のお湯割りを飲みます。
- 時間のゆとりがあるなら、太陽礼拝か基本のストレッチを行います。
- スキンブラッシングを行い、アロマバスかシャワーにします。
- 朝食と昼食は、金曜日の指針に従います。
- 今日も2リットルの水を飲みます。
- 仕事の後は、普段の生活に戻って結構です。しかし、ここで一部でもいいので、デトックスの習慣を続けることも考えてみてはいかがでしょう。112〜121ページの長期的なデトックスのところを参考にしてください。

長期的なデトックス

　デトックスを終えた今、おそらくあなたは自分の中に確かな変化を感じていることでしょう。デトックス前の感じを覚えていますか。チェックリストへの自分の答えを振り返り、以前にどんな不快な症状があったか思い出しましょう。これほど心身ともに快適になれると分かったら、なんとしてもこの状態を保ちたくなるのが人情です。うれしいことに、徹底的なデトックスを1度やれば、2度目からはずいぶん楽になるのです。ただし、それにはちょくちょくメンテナンスしておく必要があります。

　長期的なデトックスを行うには、それを生活の一部としなければなりません。何も年中、デトックスダイエットばかりやっている必要はありませんが、毎日の生活で以下の点は考慮に値するでしょう。

- □カフェイン抜きの生活は続けていますか？　1度デトックスを行えば、紅茶、コーヒー、ソーダ類などのカフェイン中毒は断ち切れたはずです。可能なら、ハーブティー、生ジュース、水、穀類の代用飲料などを続けてはいかがでしょう。
- □加工食品やジャンクフードを減らし、できるだけ新鮮でナチュラルな有機食品をとることを心がけてください。
- □赤肉、乳製品、アルコールをとる量を減らしましょう。完全にやめなくてもよいので、毎日は食べないようにしましょう。
- □1週間か2週間に1回、あるいは1ヶ月に1回でもよいので、ジュース断食か単品の果物断食の日を設けてはいかがでしょう。デトックスを1度経験していますから、副作用も出ませんし、これは多くの自然療法家が優れた健康増進法として勧める方法です。

春
春の初めは、1ヶ月のデトックスプログラムを行うのに理想的な時です。

冬
冬は、デトックスを行うのに理想の時とは言えません。寒さと闘う体力を保つために、身体が栄養をたくさん必要とする季節だからです。しかし、健康と体力に自信があるなら、1ヶ月のデトックスのところに書いたウィークデープランに従って、1週間だけデトックスを行ってもよいでしょう（つまり、健康的な自然食品をたっぷりととるということです）。

夏

たっぷりの生ジュースと果物、生野菜で、1週間のデトックスを行う絶好の時です。空腹の時や元気が出ない時は、玄米、鶏肉、魚、ヒラマメを加えます。短い断食を試してみるのもよいでしょう（参照→P.102）。

秋

週末のデトックスプログラムを行いましょう。果物や野菜は生の冷たいものではなく、必ず火を通した暖かいものにします。身体の暖まるスパイスを加えます。

☐ 定期的な運動を続けましょう。できれば、太陽礼拝か気功を毎朝の習慣にしましょう。他に選んだ運動があれば、それも続けましょう。定期的に6週間運動を続ければ、自分でもはっきり自覚できるような変化が現われるはずです。そして、運動の前後にはストレッチをお忘れなく。もちろん、ストレッチそのものを楽しむのも結構です。

☐ 深い呼吸がナチュラルになり、それが自分の「普通の」呼吸になるまで練習を続けましょう。呼吸法の数ある恩恵を思い起こしてください。

☐ ストレスレベルに気をつけ、時間を見つけては瞑想、マインドフルネス、リラクセーションのどれか、あるいは全部を行いましょう。

☐ スキンブラッシングはやめてしまわないで！ お風呂やシャワーの度にしなくても、1週間に1度でもいいので続けましょう。

☐ 時々、ハイドロセラピー（参照→P.78～79）を行いましょう。食べ過ぎたり飲み過ぎたりした翌日（だれにでもあります！）や、風邪やインフルエンザで体調が衰えている時には、特に効果があります。

☐ 気が向いたら、日記、夢や考えたことや感じたことの記録を続けましょう。絵を描くことも一生の習慣になるかもしれません。こうしたことが自然に、何らかの心理療法やボディーセラピーを受けることにつながっていくかもしれません。そうなったら、深い意味での浄化を求める、自分自身のこのナチュラルな直感に、素直に従ってみましょう。

デトックス年間計画
上に説明した長期的なデトックスの他に、年間を通じてさまざまなレベルの本格的なデトックス計画が可能です。

わが家を化学物質フリーのオアシスに

　長期的にデトックスを続けていく上で、最後にもうひとつ配慮するべき生活上のポイントがあります。身体を内側からきれいにするだけでは十分ではありません。外の世界にも目を向ける必要があるのです。

　私たちを取り巻く外部環境の汚染についてはだれしもよく知っています。残念ながら、そのことについて個人の力でできることは限られています。けれど、私たちは自分の家やそこに自分で持ち込む製品については責任を持てます。私たちの家を作っている材料そのものや、毎日何気なく使っている家庭用品に、数多くの有毒物質が潜んでいるのです。第1章に書かれた、家の中に潜む有毒物質を減らすためのヒントを読み返してみてください。もしまだ、そこに書かれた指針を守っていないようなら、ぜひ今すぐその努力を始めましょう。次は、あなたのライフスタイル全般から毒素を減らしていく方法を、もう少し詳しく見ていくことにしましょう。

救急箱の中身の点検

　どこの家庭にも、薬局で簡単に買える薬が数え切れないほどあるものです。痛み止め、風邪薬、肌に塗る軟膏（こう）やローション、魚の目やいぼの治療薬、うがい薬、制酸薬、咳（せき）どめのシロップやドロップ等々。しかし、食品添加物と同様、こうした家庭薬の有効成分はアレルギー反応の原因になります。不愉快な副作用をもつものもあります。

　家庭薬は細心の注意を払って取り扱うというのが正解でしょう。家庭薬と言えども、強力な薬物です。なるべく使わずに済ませたいものです。風邪や咳（せき）などの軽い病気の大半はほうっておいても自然に治ります。むしろ、風邪薬などで症状を抑えるとかえって病気を長引かせかねません。ほんとうに具合が悪い時は、医師の診察を受けましょう。また、他の病気で薬を処方されている時や他の売薬を飲んでいる時は、自己治療をする前にかかりつけの医師に相談するべきです。さらに、実に幅広い代替医療の世界について調べてみてはいかがでしょうか。そこには売薬に代わる安全でナチュラルな選択肢が豊富にあります。生薬療法、栄養セラピー、ホメオパシーはとりわけ、多くの一般的な家庭薬に代わる方法を提供してくれます。関節炎、湿疹（しっしん）、喘息（ぜんそく）、消化器の問題など、慢性的な症状があるなら、栄養セラピスト、生薬療法やホメオパシーの専門家、鍼灸（しんきゅう）師など、きちんとした資格をもつ代替医療の専門家にかかることを考えましょう。食事や運動やライフスタイルをほんの少し変えるだけで、病院で処方される薬さえ要らなくなった人も少なくありません。

ナチュラルな常備薬

■**フェンネルのティーバッグ**：消化不良からお腹に溜まったガスまで、消化器系の問題に効きます。

■**ショウガ粉末**：嘔吐・吐き気（つわりを含む）、乗り物酔いを緩和します。

■**アロエベラのジェル**：にきび、虫刺され、やけど、切り傷、日焼け、かゆみ、外傷に使います。

■**アルニカの軟膏**：腰痛、打ち身、関節痛、筋肉痛、捻挫に使い、痛みや腫れを和らげます。

◎**注意**：傷口や皮膚の損傷があるところに塗らないこと。人によっては、アルニカの成分に対して皮膚が敏感な場合もあるので、初めての時は注意して使用してください。

■**エキナセアのチンキ剤や錠剤**：すべての感染症に効き、感染に対する身体の抵抗力を高め、回復を早めます。風邪、インフルエンザ、消化器の感染、耳の痛み、口内炎、喉の痛み、湿疹、切り傷や擦り傷、鼻カタルや副鼻腔炎、ぜんそく、いぼに使います。抗生物質と一緒に使っても安全で、その副作用を抑えます。

■**ニンニクのカプセルや錠剤**：ナチュラルな抗生剤で、（エキナセア同様）あらゆる感染症に使えます。特に鼻、喉、胸の感染に効きます。

■**ラベンダーの精油**：穏やかな痛み止めで、頭痛や偏頭痛に効果があります（2、3滴、こめこみにすり込みます）。お風呂に5滴落とせば、夜ぐっすりと眠れます。付記：内服はしないこと。

■**キンセンカの軟膏、チンキ剤、お茶**：皮膚が赤く、ひりひりし、荒れた時に使います。皮膚を治し、炎症を抑えます。切り傷・擦り傷にはチンキ剤を直接塗布します（子供には水で4倍に薄めて）。足にできる水虫や子供の肌のかゆみには軟膏を用います。内服用のマリーゴールドティーは胸焼け、胃酸過多、消化不良を鎮めます。

■**アコナイト（トリカブト）6x**：突然の風邪、何の前触れもなく起こる乾いた激しい咳に効くホメオパシーの薬。

■**ヌクス・ヴォーミカ（マチン子）6x**：食べ過ぎ・飲み過ぎによる頭痛や吐き気に効くホメオパシーの薬。

■**アルセン・アルブ（白い砒素）6x**：気分が悪く、食中毒の恐れがある時に非常に効果的なホメオパシーの薬。

■**スリッパリーエルムの粉末や錠剤**：胃酸過多による消化不良、胃炎、下痢、便秘、気管支炎、咳に劇的な効き目があります。お腹がゆるいのをスリッパリーエルムで止めたりもできますし、スリッパリーエルムとキンセンカのチンキ剤で湿布すれば、ささった刺を抜いたり、できものの膿を出したりもできます。

■**ティーツリー油**：強力で、しかも穏やかな消毒薬です。にきびや爪の周りなど狭い範囲にはそのまま直接塗ります。広い範囲なら、希釈して（アーモンドオイルかキンセンカの軟膏5ミリリットルにティーツリー油10滴）用います。

◎**注意**：幼児には原液のまま使わないこと。希釈しても刺激があるので、目に入らないように注意します。

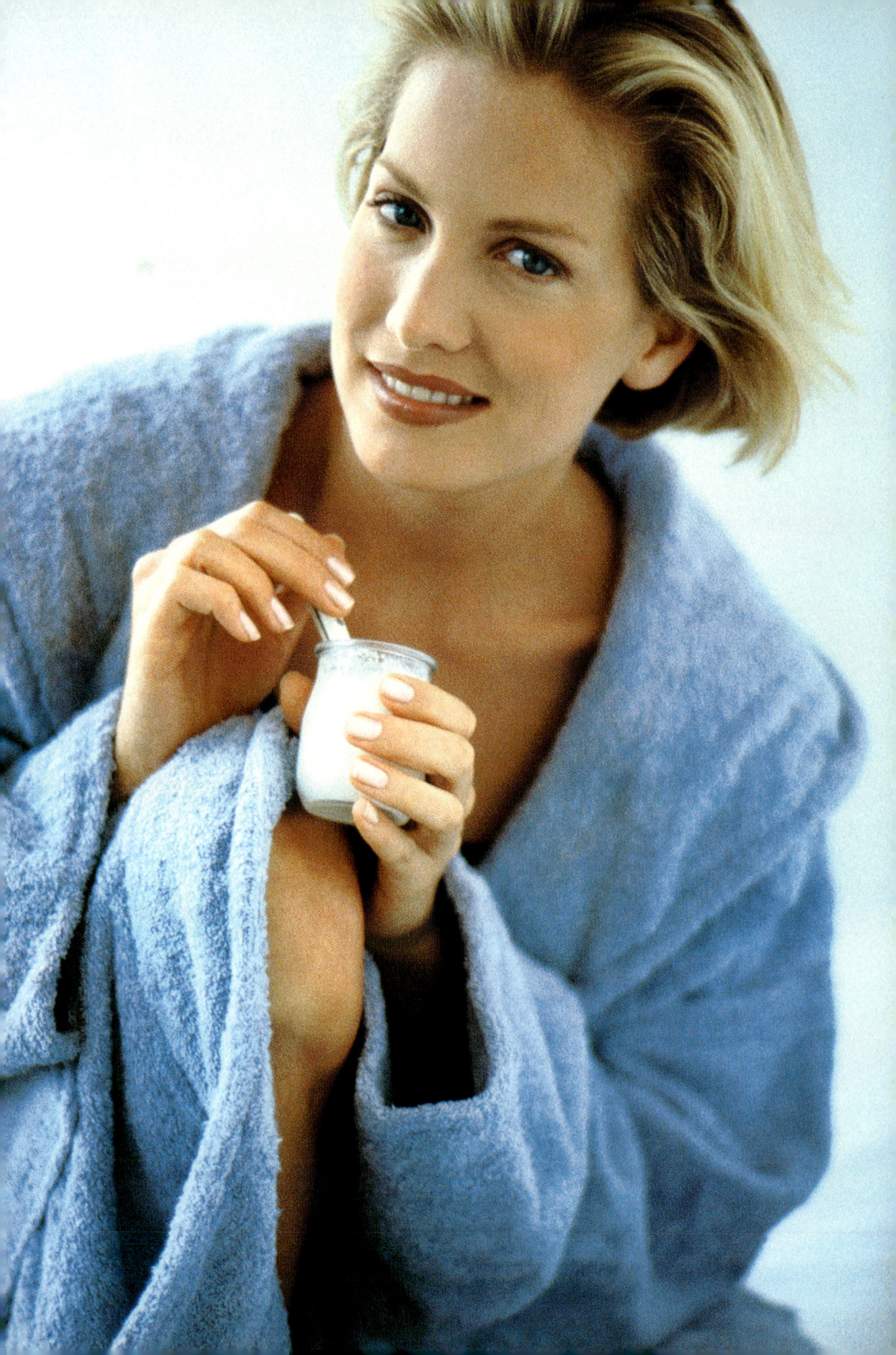

自分の健康を守るために——あなたにできること

　何か薬を飲む前には、その薬についてできる限りきちんと知る努力をしましょう。売られているすべての薬には、服用してよい時といけない時はいつか、副作用は何かなど、必要な情報が書かれた説明書がついているはずです。そうした情報は、次のいずれかでも得られます。The Data Sheet Compendium、the US Physicians Desk Reference、the Canadian Compendium of Pharmaceuticals & Specialities、the Cumulated Index Medicus、MIMS（Monthly Index of Medical Specialities）（地域の参考図書館か大きな医学専門の書店で調べてください）。図書館によっては、the Cumulated Index Medicusをデータベース化した医学文献検索システムMedlineを備えているところもあります。

　慌てて薬を全部やめてしまうことはありません。心配なら、かかりつけの医師に相談し、あなたが飲んでいる薬を、処方薬も売薬も含めて全部チェックしてもらいましょう。併用してはいけない薬はないか、それに代わる治療法はないかなど相談します。

　医師から薬を処方された場合は、自分が今、どんな家庭薬や売薬を飲んでいるか、また時々飲むことがあるかを、必ず医師に言いましょう。

　どこか悪いところがあると何も考えずに薬に手を伸ばす、というくせを改めましょう。それに代わる、穏やかでナチュラルな方法を試しましょう。大多数の症状は、正しい食事をし、食物や化学物質に対するアレルギーを明らかにするだけで、きれいに消えてなくなります。

美容用品と化粧品

　美容産業は、いつまでも若く美しくありたいと願う私たちの欲望の上に成り立つ、国境を越えた巨大な産業です。しかし、多くの商品に見られる副作用は、魅力的とは言いかねます。多くの人々が、化粧品の一般的な成分、それもシャンプー、せっけん、アフターシェーブ、制汗剤といったシンプルな製品に含まれる成分にアレルギーを起こします。こうした成分がほんの少し触れただけで、湿疹、にきび、ぜんそく、皮膚炎などを起こすことがあるのです。最も疑わしいのは香料で、その次が保存料です。すべての化粧品や美容用品には、「ナチュラル」と書かれたものにさえ、保存料が使われています。中にはナチュラルな保存料（グレープフルーツシード抽出物、ティーツリー油、その他の精油）を含むものもありますが、いずれも単独では効果がなく、普通、ひとつは合成保存料を入れないと製品ができないのです。アレルギー体質の人は「低刺激性」の製

ナチュラルな代替美容法

化粧品を自分で手作りしてしまえば、すべての成分を完璧にコントロールできます。中には一般の商品と効果も遜色ないものもあり、しかもはるかに安上がりです。次の方法を試しましょう。

バラ水は、ほとんどの肌質に合う、優れた**マイルドな収斂化粧水**として使えます。

ナチュラルな毛染め剤は、化学製品ほど鮮やかな色は出ませんが、すばらしい艶と輝きを与えてくれます。白髪を目立たなくするには、濃く煮出した紅茶で最後のすすぎを行います。くるみは髪の色を濃くきれいにします（沸騰したお湯600ミリリットルに、刻んだくるみ100グラムを入れて煮、漉したものを、髪につけ、15分から20分置きます）。ニワトコの実は、黒っぽい髪にマホガニー色をプラスしてくれます。カモミールは淡い色の髪にブロンドの色合いを出します。多めのひとつかみをお湯で20分ほど煮出し、漉したものをハーバルリンスとして使います。ヘナ染料は昔から髪を明るい豊かな赤色にするのに使われています。

自家製の**保湿クリーム**を作りましょう。黄色いミツロウ5グラムとアーモンドオイル40ミリリットルを二重鍋（湯沸かし用の鍋の上に容器がついた湯煎鍋）で溶かします。バラ水10ミリリットルを別の鍋で暖めます。オイルとワックスを泡立て器で泡立てながら、暖かくなったバラ水を1滴ずつ加えます。クルミのオイル小さじ1を加えます。殺菌したガラス瓶に詰めてふたをし、冷蔵庫で保管します。アレルギーを起こしやすい人は、ミツロウとアーモンドオイルのパッチテストを行いましょう。アレルギーがなければ、精油2滴を落として出来上りです。脂性肌、普通肌、敏感肌にはラベンダーオイルを、乾燥肌、老化している肌にはローズオイルを選びます。

バターミルク大さじ1にレモン汁大さじ1を加えて泡立て器で混ぜれば、シンプルな**クレンジング**になります。コットンウールに含ませて肌につけ、ぬるま湯でよくすすぎます。

卵はすばらしい**ヘアコンディショナー**になります。卵4個を泡立て、ラム酒少々を加えます。頭皮に擦り込み、冷水ですすぎます。すすぎに熱いお湯を使わないこと。卵が固まってくっついてしまいます。

そばかすは健康的で魅力的ですが、どうしてもいやなら、一般の商品を使う代わりに次の方法を試してください。乾燥したローズヒップ大さじ2をすりつぶして粉状にし、キュウリ汁小さじ2を加えてペースト状にします。マスクのように顔に塗って、15分置きます。

日焼けした肌の手入れには、代わりの方法がいくつかあります。それぞれ、キュウリの薄切り、またはキュウリ汁、濃く煮出して冷ました紅茶、アップルサイダー酢をそのまま、生のプレーンヨーグルト（ぽたぽた落ちてやっかいですが、よく効きます）、バンダイソウの汁を使います。

ナチュラルな**リップクリーム**なら、ミツロウ30グラム、アプリコットオイルとコムギ麦芽オイル各30ミリリットルで作れます。材料を全部、二重鍋に入れて混ぜ、火から下ろして、冷めるまでかき回しつづけます。まだ少し暖かみが残っている間にラベンダーオイル3滴を加えてもよいでしょう。材料はすべて感受性のテストをしましょう。

とてもシンプルで効き目のある**歯磨き粉**は、塩と重炭酸ナトリウムを同量ずつ混ぜるだけでできます。

アイトニック：目が痛んで、はれぼったい時には、目を閉じて、生のジャガイモの薄切り2枚をまぶたの上に載せます。そのまま横になり、静かに15分から20分くらいリラックスします。ティーバッグも役に立ちます。使用済みのティーバッグ2個を自然に冷まし、まぶたの上に10分間載せておきます。目のはれぼったさや目の下のくまが減ります。

品を求めることが多いのですが、残念ながら、完全なノーアレルギー製品というものは存在しません。どんな成分に対しても、必ずそれに対するアレルギーを持つ人がいます。低刺激性の製品というのは、通常、アレルギーの原因物質として知られる60程度の成分を除いたものですが、アレルギー反応を起こし得る物質の数はそれよりはるかに多いのです。

自分の肌を守る

　自分の肌、そして健康を守るシンプルな方法があります。以下の方針を守りましょう。

□自分がいつも買う製品に何が入っているか知りましょう。化粧品メーカーに手紙で問い合せれば、成分のリストを送ってくれるはずです。そのメーカーがそうした情報を出ししぶるようなら、そろそろ替え時かもしれません。

□ラベルの表示はすべてよく読み、使用法をきちんと守ること。特に、毛染め、パーマ液、そばかす用クリーム、肌用パック、脱毛剤、制汗剤を使う時は注意します。

□製品について少しでも心配なら、パッチテストを行いましょう。ごく少量を前腕の内側につけ、24時間放置します。肌が赤くなる、かゆみ、水疱(ほう)など、何らかの副作用が現れた場合はその製品を使わないことです。

□化粧品の使用により、刺激、かゆみ、炎症など、何らかの副作用が現われた時は、すぐに使用を中止します。どの製品が原因かはっきりしない時は、すべての化粧品の使用をやめ、肌にも髪にも無香料のせっけんのみを使います。ネイルポリッシュもすべて落とします。2週間程度したら、様子を見ながら製品の使用をひとつずつ再開します。

□製品を吸い込まないようにすること。パウダー類は粉末状ではなく、コンパクトタイプのものを使いましょう。マニキュアをする時は、周囲の皮膚につかないようにていねいに塗ります。

□化粧品類はすべて、子どもの手の届かないところに保管しましょう。化粧品の多くは、飲み込んだり吸い込んだりするとたいへん危険です。

□エアゾールタイプの商品は、化学物質の吸引につながるので、使用を避けましょう。現在では、たくさん代替品があります。

□使用期限が過ぎた化粧品類をいつまでも置いておくのはやめましょう。品質が劣化していたり、細菌感染やにきび・吹き出ものの原因になることがあります。

□デオドラントや制汗剤に代わるものを選びましょう。ナチュラルな「ストーン」製品、その他の代替製品が健康用品店で手に入り

ます。
- 合成のヘアカラー製品は使用を避けましょう。ヘナ、カモミールなどのナチュラルな製品を選びます。どうしても染めたいなら、部分的に脱色する「ストリーキング」にすれば、化学物質に触れる量が少なくて済みます。使用時は手袋をはめます。毛染め剤は必要以上に長く頭皮につけておかないこと。使用後は完全にすすぎます。決して、2つ以上のヘアカラー製品を混ぜて使ってはいけません。使用前に必ず、パッチテストを行い、アレルギー反応が出ないことを確かめましょう。
- 派手な色、強い匂いのする製品は、アレルギーや副作用の原因になりやすいので使わないようにしましょう。
- 脱毛クリームの代わりにシュガリング（訳注：砂糖ペーストを使ったナチュラルな脱毛法）を試しましょう。
- できるだけ、基本に戻りましょう。多くのナチュロパシーの専門家が言っています。何よりも、まず肌をやさしく洗うこと。そして、肌が湿っているうちに保湿成分を補うことが大切だと。リポソームもAHAもバイオジェニックも、ほんとうはみんな必要ないのです。
- 紫外線を避け、帽子や服で肌を守り、「青白く興味深い」顔を作りましょう。子どもも紫外線から守りましょう。
- ナチュラルな美肌法を行いましょう。浄化した炭酸の入っていない水を1日最低グラス4杯飲みます。低脂肪のバランスのとれた食事をとり、有機栽培の果物や野菜をたっぷりとります。タバコやアルコールの量を減らします（これが無理なら、ビタミンB群、ビタミンC、マグネシウムの入ったサプリメントを飲んで、肌への悪影響を抑えます）。充分な睡眠とリラクセーションも忘れずに。
- 「ナチュラル」とか「ハーバル」という謳い文句を鵜呑みにしないこと。必ず、ラベルの表示を確かめましょう。自然療法家の間にはシンプルな経験則があります。長すぎて言えないような成分は、あまりに化学的で顔につけるには適さないということです。

住む人を癒す家

　おしまいに、家は世界からの隠れ家であり、あなたが心から安心し、くつろぎ、安全だと感じられる場所でなければなりません。ですから、単に毒性が低く、環境にやさしいだけの家を目指すのでは充分ではありません。心を持った家、一歩進んであなたを気持ちよく迎えてくれる家、私たちをもっと健康に、もっと幸せに、もっと穏やかにしてくれる家を目指しましょう。

　わが家を化学物質に汚染されていない聖域に変える決意を固めましょう。内装を新しくしたり、新しい家具を買う時は、有毒物質の出ないもの、そしてできる限り、ナチュラルなものを選びます。詳しくはデビット・ピアソン著『ナチュラルハウスブック』（参照→P.124）などの本を読んでください。現在、たくさんのメーカーから毒性の低いペンキ、ニス、内装剤や建材が出ています。家具や床材に生まれ変わった木の喜びを発見してください。

☐ 五感のすべてを喜ばせましょう。家は単に見た目だけでなく、手触りも匂いも耳に聞こえる音も、そして舌にも美味しいものでなくてはなりません。足に触れる床の感触に変化をつけてみませんか。美しいアロマセラピーの香りを家中に漂わせましょう（化学的な芳香剤は追放しましょう）。好きな音楽をかけましょう。花瓶には、色とりどりの香りのいい花を活けましょう。植木鉢にはかわいい球根を植えましょう。おもしろい石を家のあちこちに置きましょう。

☐ 風水についてもっと深く知り、家の中の気の流れを理解しましょう。家は単に身体にとっての基地ではありません。それは魂の隠れ家でもあるのです。あなたの家は霊感を与えてくれますか。美しいもののために空間を空けましょう。心を込めて作った手作りの品、絵、彫刻、像など、魂を飛翔させてくれるものを飾りましょう。

☐ 家の中にどこか自分だけの場所と呼べる空間を作りましょう。独立した部屋でなくても、部屋の一角でも、椅子ひとつでもよいのです。私たちはだれでもひとりになる時間が必要です。それは、ひとりでものを考え、毎日の目まぐるしい生活から逃れて、ゆったりと心の毒を洗い流せる、そんな時間なのです。

問い合わせ先

CHAPTER ONE

The Soil Association, Bristol House, 40-56 Victoria Street, Bristol BS1 6BY, UK
野菜、肉、ベビーフード、ビール、ワイン、乳製品、パン、シリアル、食料品、その他の専門商品を扱う販売店450のリストを発行しています。季節の野菜や果物を週に1回届けてくれる有機栽培の「ボックス・スキーム」に入会してみては？

SAFE (Sustainable Agriculture, Food and Environment) Alliance, 94 White Lion Street, London N1 9PF, UK (0171 837 8980).
現代の農業と食糧政策の問題点を憂慮する33団体の連合組織です。

The Healthy House, Cold Harbour, Ruscombe, Stroud, Gloucestershire GL6 6DA, UK (01453 752216).
ナチュラルな家庭用品を扱っていて役に立つ通信販売カタログです。

The Radon Survey (National Radiological Protection Board), tel: 01235 831600.
ラドンに関する指導を行っています。

The British Society of Dowsers, Sycamore Barn, Hastingleigh, Ashford, Kent TN25 5HW,. UK
ジオパシック・ストレスの検査業者の登録を行っています。

CHAPTER TWO

The LIFE Foundation School of Therapeutics, Maristowe House, Dover Street, Bilston, W Midlands WV14 6AL, UK (01902 409164).
Chris Barringtonのプラーナーヤマとヨーガのワークショップ、および彼のテープ "Pranayama-The Science of Breathing"「プラーナーヤマ——呼吸の科学」(プラス、呼吸法やヨーガに関するその他のテープやビデオ) はこちらへ。

Balanced Body, Peaceful Mind, 8 St John's Court, Isleworth, Middlesex TW7 6PA, UK (0181 758 1996).
Sue Westonが、気功の教室やワークショップやホリデー、太極拳の教室やワークショップを行っています。

The Lam Clinic, 70 Shaftesbury Avenue, London W1V 7DF, UK (0171 287 2114 or 0831 802 598).
Master Lam Kam Chuenが気功と太極拳、Zhan Zhuangセラピーの教室を行っています。気功に関する彼のビデオ、「Stand Still, Be Fit」は、Disk Distribution Ltd., Channel 4 Videos, PO Box 2640, London W1A 3QU, U.K.から手に入ります。

The British Wheel of Yoga, 1 Hamilton Place, Boston Road, Sleaford, Lincolnshire NG34 7ES, UK (01529 306851).
英国内のヨーガ指導の有資格者に関する情報はこちらへ。

Starbound Enterprise, PO Box 3505, London NW5 2HZ UK (0171 284 1918).
リバウンダーはデパート、スポーツ用品店でも買えますし、教室や個人指導も行っているスターバウンドから、メールオーダーで買えます。

Pilates off the Square, 16 Balderton Street, London W1Y 1TF, UK (0171 495 0374).

Arica Psychocalisthenics, 9 Lawns Court, The Avenue, Wembley Park, Middlesex HA9 9PN, UK (01284 810587).
教習と、書籍、テープ、ビデオ、壁掛け用チャートの通信販売を行っています。

Second Wave, Nappers Crossing, Staverton, Totnes, Devon TQ9 6PD, UK (01803 762255).
英国各地で開催されるライフ・ダンスのイベントやワークショップの情報。

Biodanza UK, 48 Clifford Avenue, London SW14 7BP, UK (0181 392 1433).
英国全土で催されるビオダンサのワークショップ情報。

CHAPTER THREE

The Feng Shui Company, Ballard House, 37 Norway Street, London SE10 9DD, UK (07000 781901 or 0181 293 4471).
セミナーを開き、個人相談（面接、電話、郵便）も行っています。

The Lucky Feng Shui Company, Sunshine Cottage, Chedzoy, Somerset TA7 8RW, UK (01278 433523).
鏡、クリスタル、ウインドチャイムなど、風水グッズ全般を販売しています。

Feng Shui Network International PO Box 9, Pateley Bridge, North Yorkshire HG3 5XG, UK (07000 336474), e-mail: Feng1@aol.com.
多彩なワークショップやコース、相談サービス、通信販売を行っています。

Time Manager International (01564 794100)
は、英国各地でさまざまな時間管理の2日間コースを開いています。

心の毒素／ストレス管理
Sue Weston (0181 758 1996) が、英国各地で1日ワークショップ「Understanding Anger (怒りを理解する)」を開いています。

The United Kingdom Council for Psychotherapy, 167-169 Great Portland Street, London W1N 5EB, UK (0171 436 3002).
セラピストやカウンセラーに関する情報提供。必ずしも長期の分析が必要とはなりません。解決中心療法や認知行動療法、神経言語プログラミング（NLP）などの迅速な介入も受けられます。

Ursula Markham (PO Box 66, Gloucester GL2 9YG, UK)
ストレス管理のワークショップを行っています。

British Association for Autogenic Training and Therapy (BAFATT), Royal London Homoeopathic Hospital NHS Trust, Great Ormond Street, London WC1N 3HR, UK
自律訓練法は優れたストレス解消法です。心の毒素にも効きます。

The Quindo Centre and Clinic, 2 West Heath Drive, London NW11 7QH, UK (0181 455 8698).
クインドーは武術と瞑想、視覚化を組み合わせた強力なストレス管理法です。英国各地に指導者がいます。

The Dr Bach Centre, Mount Vernon, Sotwell, Wallingford, Oxfordshire OX10 0PZ, UK (01491 834678).
バークフラワー療法に関する情報。

Transcendental Meditation.
英国内の約60のセンターで指導しています。詳細は0990 269303へ。

CHAPTER FOUR

専門家の指導のもとにデトックスを行う必要がある場合は、自然療法家か栄養セラピストを探しましょう。

The General Council and Register of Naturopaths, 2 Goswell Road, Street, Somerset BA16 0JG, UK (01458 840072).
英国内の自然療法医に関する情報。英国を代表する自然療法家、Herald Gaier と Leon Chaitow は、The Hale Clinic, 7 Park Crescent, London W1N 3HE, UK （0171 631 0156）を拠点に活動しています。

The Nutrition Clinic Ltd., 2 Drayson Mews, Kensington, London W8 4LY, UK (0171 723 3788).
この本の栄養に関する相談役の Antony Haynes の経営です。

The Society for the Promotion of Nutritional Therapy, PO Box 47, Heathfield, East Sussex, UK (01825 872921).
資格のある栄養セラピストの登録を行っています。

The Institute for Optimum Nutrition, Blades Court, Deodar Road, London SW15 2NU, UK (0181 877 9993).
資格のある栄養セラピストの登録を行っています。

Tyringham Hall Naturopathic Clinic, Newport Pagnell, Bucks MK16 9ER UK (01908 610450).
ハイドロセラピー、整骨療法、鍼灸その他の処置を含む完全なデトックス・プログラムなら、こちらへ。

The Cotswold Allergy Clinic, 10 Calcot, Coln St Dennis, Cheltenham, Glos GL54 3JZ, UK (01285 720787).
アレルギーテスト、バークフラワー療法、栄養セラピー、生体エネルギー療法、生体波動療法を使ったホリスティックなデトックス法を行っています。

Lynne Crawford at The Hale Clinic, 7 Park Crescent, London W1N 3HE, UK (0171 289 4317).
ホメオパシーと生体エネルギー療法を使って、全身の解毒を行います。環境や化粧品の毒素対象の治療法も行っています。

各種サプライ

Revital, 35 High Road, Willesden, London NW10 2TE, UK (0800 252875),
e-mail: enquire@revital.com.
アロマセラピーの精油、サプリメント、ハーブ、フラワーレメディ、その他のサプライがメールオーダーできます。店頭では有資格の栄養セラピストが質問に答えてくれます。

美容製品：ナチュラルな成分だけを使う方針の会社もあります。Jurlique と Aveda は、高品質の商品を提供しているので当たってみるとよいでしょう。地域の健康用品店でも化学物質フリーの商品を扱っています。

その他の団体

デトックスを終えて、さらに各種のナチュラルなヒーリング法について知りたくなった時のために。

The Aromatherapy Organisations Council (AOC), PO Box 355, Croydon, Surrey CR9 2QP UK (0181 251 7912).
12の協会や団体を代表する組織です。詳細は、返信用封筒を送ってください。

MLD UK, PO Box 149, Wallingford, Oxon OX10 7LD. UK
でマニュアル・リンフ・ドレナージ（MLD）のプラクティショナーを探したいなら、ここに返信用封筒を送ってください。

British Massage Therapy Council (BMTC), Greenbank House, 65a Adelphi Street, Preston, Lancs PR1 7BH UK (01772 881063).

The Institute for Complementary Medicine (ICM), PO Box 194, London SE16 1QZ, UK
（問い合わせは、返信用封筒と別に第1種切手2枚を送ってください。）ナチュラルヘルス界の統率団体のひとつです。

The Society of Homoeopaths, 2 Artizan Road, Northampton, NN1 4HU, UK (01604 621400).

National Institute of Medical Herbalists, 56 Longbrook Street, Exeter, Devon EX4 6AH, UK (01392 426022).

Register of Chinese Herbal Medicine, PO Box 400, Wembley, Middlesex HA9 9NZ, UK (0171 224 0803).

British Acupuncture Council, Park House, 206-208 Latimer Road, London W10 6RE, UK (0181 964 0222).

Ayurvedic Living, PO Box 188, Exeter, Devon EX4 5AB. UK
詳細は大型の返信用封筒を送って問い合わせを。

参考文献

デトックス全般
デトックスに関する本はいくつかあります。短くシンプルなのは、Jane Scrivner, *Detox Yourself*（Piatkus）です。
Kirsten Hartvig・Dr Nic Rowley, *You are What you Eat*（Piatkus）は自然療法への入門によい本で、解毒についても扱っています。
さらに洞察を深めたいなら、Dr Sidney MacDonald Maker, *Detoxification & Healing*（Keats Publishing）を読んでください。
拙著、*The Natural Year*（Bantam）には、1年を通じて健康的な食事をするための指針と季節ごとのデトックスプログラムが書かれています。また、運動のアイデアとデトックス中の問題についても取り上げています。

家のデトックス
現在、文句なしに最高の本と言えば、デビット・ピアソン著『ナチュラルハウスブック』（産調出版）、David Pearson, *The New Natural House Book*（Coran Octopus）であり、これを読めば、自分の家を安全な隠れ家にする方法のすべてが分かります。
アンナ・クルーガー著『エコホーム用品事典』（産調出版）、Anna Kruger, *H is for ecoHouse*（Gaia Books）は、自分の家を健康で毒素を出さないものにするための行き届いたガイドです。
ビバリー・パグラム著『ナチュラルな家事の秘訣』（産調出版）、Beverly Pagram, *Natural Housekeeping*（Gaia Books）は、インスピレーションをくれる美しい本で、これを読むとすぐ掃除にかかりたくなります！
Michael Birkin・Brian Price, *C is for Chemicals*（Green Print）は、普通の家庭用洗剤の危険性を取り上げた古典です。それに代わる安全な方法も教えてくれます。
レイチェル・カーソン著『沈黙の春』（新潮文庫）、Rachel Carson, *Silient Spring*（Penguin）は、化学薬品の無差別な使用に警鐘を鳴らしました。1962年発行ですが、（悲しいかな）現代にもそのまま当てはまり、健康と環境に関心をもつ人の必読書となっています。

食物と栄養
Peter Cox・Peggy Brusseau, *Secret Ingredients*（Bantam）は、食物、売薬、家庭用品の成分である膨大な数の一般的な化学物質や「隠れた」化学物質を取り上げています。恐ろしい、しかし目を開かれる1冊です。
Linda Lazarides, *The Nutritional Health Bible*（Thorsons）は、栄養セラピーとサプリメントの取り方についての優れた本です。
この他に、長期のデトックスプランを行う時に役立つのが：
Elson M Haas MD, *A Diet for All Seasons*（Celestial Arts）
Amadea Morningstar, *The Ayurvedic Cookbook*（Lotus Press）
Peter Thomson, *Gluten-Free Cookery*（Headway）
Moosewood Collective, *Moosewood Restaurant Low-Fat Favorites*（Potter）
Dean Ornish MD, *Eat More, Weigh Less*（HarperPerennial）題名を見て敬遠しないでください。低脂肪、アレルゲンフリーのレシピが充実しています。

呼吸
Bija Bennett, *Breathing into Life*（HarperSanFrancisco）は、実用的なアドバイスと霊感あふれる知恵がいっぱいの小さな愛らしい本です。
ヨーガについては、よい入門書があります。
Drs R Nagarathna, Nagendra, Monro, *Yoga for Common Ailments*（Gaia Books）とStella Weller, *Yoga for Long Life*（Thorsons）の2冊です。

気功
Kenneth S Cohen, *The Way of Qigong*（Bantam）は気功の基本を説いたもの。Wong Kiew Kit, *The Art of Chi Kung*（Element）、Master Lam Kam Chuen, *The Way of Energy*（Gaia Books）はどちらも一読の価値があります。

リバウンド運動
Maichael Willburn, *Starbound*（Orion）は完全なリバウンド運動のワークアウトのために必要なすべての知識を与えてくれます。スターバウンド（参照→P.122）から通信販売で手に入ります。

太極拳
私の考えでは、太極拳を本だけで正しく自習することは不可能です。しかし、通える教室がなく、すぐ始めたいなら、Robert Parry, *The Tai Chi Manual*（Piatkus）がおそらく1番分かりやすいでしょう。Master Lam Kam Chuen, *Step-by-Step Tai-Chi*（Gaia Books）もいいでしょう。

ピラーテ
英国内にあるピラーテ教室の数は、十分というには程遠い状況です。しかし、エリオット・S・ダッチャー著『心身免疫セラピー――精神神経免疫学入門』（春秋社）、Lynne Robinson・Gordon Thomson, *Body Control The Pilates Way*（Boxtree）は自宅で始めるのに格好の入門書です。

精神神経免疫学
Dr Elliott S Dacher, *PNI*（Paragon House）は、心身の相関を扱う新しい医学をかなり掘り下げ、心身の調和のとれた働きを促す実際的な運動を取り上げています。

風水
風水について書かれた本は、今、どっさり出ています。私がずっと愛読しているのは、Sarah Rossbach, *Interior Design with Feng Shui*（Rider）という分かりやすくて本格的な本です。新しく出た中で気に入っているのは、Sarah Shurety, *Feng Shui for your Home*（Rider）です。Gina Lazenby, *The Feng Shui House Book*（Conran）もインスピレーションをくれる美しい本です。
Karen Kingstonの本、*Creating Sacred Space with Feng Shui*（Piatkus）は家の中をすっきりさせるのに優れた1冊です。拙著、*Spirit of the Home*（Thorsons）は風水と空間の浄化を取り上げ、家を癒しの空間にする方法を考えます。

時間管理
以下の本が有益です。John Adair, *Effective Time Management*（Pan）。Jacqueline Atkinson, *Better Time Management*（Thorsons）。Marek Gitlin, *Making Time Work For You*（Sheldon）。

ストレス解消

Amiyo Ruhnk・Anando Wurzburger, *Body Wisdom*（Newleaf）は、私の好きな本のひとつで、忙しい人のための簡単で効果満点の運動と自分でできるマッサージを扱っています。オフィスで働く人には必携です。

Chrissie Wildwood, *The Complete Guide to Reducing Stress*（Piatkus）は各種のリラクセーション法の良質なガイドです。

Vera Pfeiffer, *Stress Management*（Thorsons）も、理にかなった、そのものずばりの役に立つ本です。

David Kundtz, *Stopping*（Conari Press）は生きる意味を取り戻すための3段階の「停止」について。強く勧めたい本です。

Andy Bull, *Downshifting*（Thorsons）はライフスタイルをシンプルにして、ストレスを減らすという内容です。

瞑想とマインドフルネス

David Harp・Nina Feldman, *The 3 Minute Meditator*（Piatkus）は瞑想の完璧なガイドで、30のシンプルなリラクセーションテクニックも紹介されています。

Jon Kabat-Zinn, *Mindfulness and Meditation for Everyday Life*（Piatkus）はマインドフルネスのテクニックに関する古典です。

Sue Vaughan, *Finding the Stillness Within in a Busy World*（Daniel）は安らぎに満ちた役に立つ瞑想の本です。

心の毒素

Dr Beverly Potter, *The Worrywort's Companion*（Wildcat Canyon Press）は心配を追い払う21の方法を教えてくれる小さな愛らしい本です。

H.G.レーナー著／園田雅代訳『怒りのダンス』（誠信書房）、Harriet G Lerner, *The Dance of Anger*（Pandora）は怒りを処理するための知恵と洞察に満ちた実際的な本です。

Robin Chandler・Ellen Grzyb, *The Nice Factor Book*（Simon & Shuster）は人がよすぎて自分を抑えがちな人が、自分の要求に目を向けるための理想的な本です。

S.フェルプス＆N.オースチン著／中村延江訳『アサーティブ・ウーマン』（誠信書房）、Stanlee Phelps & Nancy Austin, *The Assertive Woman*（Impact）は、アサーティブネス・トレーニングの古典です。

Arnold Lazarus・Clifford N Lazarus, *The 60-Second Shrink*（Impact）には、困難な状況や心の毒素の処理に役立つストラテジーが満載されています。

フラワーレメディ

全般的なもので、個人的に最高の入門書だと思うのは、Clare G Harvey・Amanda Cochrane, *The Encyclopaedia of Flower Remedies*（Thorsons）です。

アン・マッキンタイア著『花のもつ癒しの魅力 フラワーヒーリング図鑑』（産調出版）、Anne McIntyre, *The Complete Floral Healer*（Gaia Books）も非常に有益な情報を与えてくれます（ハーブ、アロマセラピー、ホメオパシーも扱っています）。

Mechthild Scheffer, *Keys to the Soul*（C W Daniel）は心と魂の成長を図るワークブックです。

ハイドロセラピー

Dian Dincin Buchman, *The Complete Book of Water Therapy*（Keats）は、水についてもっと深く知りたい時に格好の1冊です。治療法としての水の使い方が500通り出ています！

Mary Mauryn, *Water Magic*（Bantam）も私の好きな本で、バスタイムを魅惑的なヒーリングの時にするすてきなアイデアがいっぱいです。ただし、自然療法やデトックスのテクニックは扱っていません。

食物アレルギーと除去食

Jil Carter・Alison Edwardの *The Elimination Diet Cookbook* と *The Rotation Diet Cookbook*（いずれもElement Books）は非常によくできた本で、除去食についてこの本で説明しきれなかった詳細なアプローチが書かれています。

Moria Crawford *Allergies*（Element）は簡明にしてストレート、しかも、ためになる入門書です。

アロマセラピー

Valerie Ann Worwood, *The Fragrant Pharmacy*（Bantam）、パトリシア・デーヴィス著『アロマテラピー事典』（フレグランスジャーナル社）、Patricia Davies, *A-Z of Aromatherapy*（C W Daniels）、クリッシー・ワイルドウッド著『アロマセラピー百科事典』（日本ヴォーグ社）、Chrissie Wildwood, *Encyclopaedia of Aromatherapy*（Bloomsbury）

マッサージ

Stewart Mitchell, *The Complete Illustrated Guide to Massage*（Element）は、家庭でできるマッサージについて分かりやすいイラスト入りで説明しています。

代替療法

私が書いた最初の2冊、*Supertherapies* と *The Natural Year*（ともにBantam）では数多くのヒーリング・セラピーを取り上げ、身体のバランスを取り戻す方法を提案しています。

Hazel Courteney・Dr John Briffa, *What's the Alternative?*（Boxtree）は、よくある150の病気に効く代替療法を扱っています。

Dr.アンドルー・スタンウェー総編集『ナチュラルファミリードクター』（産調出版）、Dr Andrew Stanway, *The Natural Family Doctor*（Gaia Books）と *The Complete Family Guide to Natural Home Remedies*（Element）はともによい参考書です。

Dr Andrew Lockie・Dr Nicola Geddes, *The Family Guide to Homeopathy*（Hamish Hamilton）。

化粧品／ナチュラルな美容法

Ruth Winter, *A Consumer's Dictionary of Cosmetic Ingredients*（Three Rivers Press）には化粧品の成分とその害について書かれています。

Aubrey Hampton, *What's in Your Cosmetics*（Odonian）は、それに代わるナチュラルな方法を扱った部分が役に立ちます。

Michelle Dominique Leigh, *The New Beauty*（Newleaf）は、ナチュラルな方法による東西の美容テクニックを取り上げたすばらしいガイドブックです。

Pratima Raichur, *Absolute Beauty*（Bantam）もほとんど優劣なしの2位で、アーユルヴェーダの原理を利用した美容法のガイドとしてインスピレーションに富んでいます。

Index

あ
アクアビクス ･････････････････････････51
アサーティブネス ･････････････････69, 70
アスベスト ･････････････････････････23
アファーメーション ･････････････････69
アロマセラピー ･･････････････････82-83
　安全のための決まり ･･･････････････82

い
家
　室内空気汚染 ･････････････････････20
　自分の家を守る ･････････････････26-27
　の中の毒素を減らす ･････････114, 121
　の中の目に見えない危険 ･･･････････23
怒り ･････････････････････････････70
遺伝子組み換え ･････････････････15-16

う
ウェイトトレーニング ･････････････････49
ウォーキング ･･･････････････････････49
運動の動機づけ ･････････････････････28

え
エアゾール ･････････････････････････24
エアロビック運動 ･･･････････････････28
　教室 ･･･････････････････････････49
　リバウンド運動 ･･･････････････46-47
塩分 ･･･････････････････････････15

お
汚染物質 ･････････････････････････10
　室内の ･････････････････････････20

か
家具の危険性 ･･･････････････････････20
片づける ･････････････････････52, 54, 55
　心をすっきりと ･････････････60-61, 64
　仕事場を ･･･････････････････････58-59
　寝室を ･････････････････････････56-57
家庭用洗剤の危険性 ･････････････････24
カフェイン中毒 ･････････････････････16
身体
　ナチュラルな解毒システム ･･･････10-11
　に備わった解毒システムの不調 ･････11
　のデトックスのための運動 ･････28-51
　を整える運動 ･････････････38, 50, 51
身体の汚れを取り除くエクササイズ ････28
　呼吸 ･･･････････････････････30-33
　自分に合う ･････････････････48-51
　動機づけ ･････････････････････28
感情 ･････････････････････････････52
　の毒素を取り除く ･････････････68-71
関節炎に効くジュース ･･･････････80, 81
肝臓 ･･･････････････････････････10
　に効く運動 ･･･････････････････81, 83
　フラッシュ ･････････････････････80
観葉植物 ･････････････････････････24

き
危険な家事 ･････････････････････23-24
気功 ･･･････････････････････30, 42-43
喫煙 ･････････････････････････････20
揮発性有機化合物（VOC）･･････････24
気分の落ち込みに効く運動 ･･･････････51
気分を明るくする運動 ･････････････49, 51
キャロットジュース ･･･････････････････81
救急箱 ･･･････････････････････････114
緊張をとる運動 ･････････････････････44
筋肉のリラックス ･･･････････････････64
筋力を高める運動 ･････････38, 48, 49, 50
筋力をつける運動 ･････････････････49, 51

け
化粧品 ･･･････････････････････117, 119
　ナチュラルな化粧品の作り方 ･･････118
血液の流れをよくする ･････････38, 42, 44
健康 ･･･････････････････････114, 115, 117
　を守る ･･･････････････････････119-120
健康な食事の指針 ･････････････12, 15, 16-17
腱鞘炎（RSI）に効く運動 ･･･････････43
減量のための運動 ･･･････････････････49

こ
高血圧
　に効く運動 ･････････････････････49
　に効くジュース ･････････････････80
肯定的な自己対話 ･･･････････････････68
呼吸 ･･･････････････････････30-33, 43, 64
　完全呼吸 ･･･････････････････････31
　注意 ･･･････････････････････････30
　デトックス呼吸法 ･･･････････････31
　鼻で呼吸する ･･･････････････････32
　を改善する運動 ･････････････････44
呼吸器をきれいにする精油 ･････････････83
心
　デトックスが心に及ぼす効果 ･････74
　と身体 ･･･････････････････････52, 65
　に効く精油 ･････････････････････83
　をすっきりと保つ ･･･････････60-61, 64
心の毒素 ･････････････････････････68-71
コレステロールを下げる運動 ･･･････44, 49

さ
サーキットトレーニング ･････････････48
サイクリング ･････････････････････････50
サイコカリセニックス® ･････････････51
サウナ ･･･････････････････････････78
酸素供給を高める ･････････････34, 38, 42

し
ジオパシックストレス ･･･････････････27
視覚化 ･･･････････････････････65, 70
時間の使い方 ･･････････････････62-63
仕事場をすっきり片づける ･･･････58-59
室内の環境 ･････････････････････20
自分の感情を表現する ･･･････････････69

脂肪沈着
脂肪沈着 ･････････････････････････77
ジュース ･･･････････････････････80-81
柔軟性を高める運動 ･････････････････49
消化を助ける ･･･････････････････････83
情報過多 ･････････････････････････60
蒸留水 ･･･････････････････････････17
食事
　健康な ･････････････････････････12
　デトックスのための ･･･････････84-87
食品
　遺伝子組み換え ･･･････････････15-16
　避けるべき ･････････････････････15
　デトックス期間中の基本的な ･････89
　放射線照射 ･････････････････････16
食物にたいする過敏症、アレルギー、不耐症
　･･･････････････････････････････18
自律訓練法 ･･･････････････････････99
神経系
　に効くジュース ･････････････････80
　をリフレッシュする運動 ･･･････33, 38
寝室をすっきり片づける ･･･････････56-57
心循環系（心臓血管系）の機能を高める 49, 50
人生
　について考える ･･･････････････102
　を整理する ･････････････････････63
人生で演じる役割について考える ･･･102
腎臓 ･････････････････････････････11

す
水泳 ･････････････････････････････48
水中エアロビクス ･････････････････51
スキンブラッシング ･････････････････77
スチームの吸入 ･････････････････････82
頭痛 ･････････････････････････････83
ストレス ･･･････････････････････52, 60
　にきく運動 ･････････････34, 42, 50, 64
　に効く精油 ･････････････････････83
　ホルモン ･･･････････････････････28
ストレッチ ･･･････････････････････34-37

せ
精神神経免疫学（PNI）･･････････････51
生命エネルギー ･･･････････････････52
　を高める運動 ･････････････44, 50, 51
精油 ･････････････････････････77, 82, 83
　常備薬としての ･･･････････････115
セロリジュース ･････････････････････81
潜在意識 ･･･････････････････････････74
喘息に効くジュース ･･･････････････････80

た
ダイエット食品 ･････････････････････15
太極拳 ･･･････････････････････････50
代替医療 ･････････････････････114, 117
断食
　カリウムスープの ･････････････102
　水だけの ･････････････････････102
胆汁 ･････････････････････････････10

に効く運動 …………………81, 83	ハイドロセラピー ……………78-79	**や・ゆ**
ダンス ……………………………51	売薬 ………………………………114	役に立つ植物 ……………………24
ち	肌	薬物 ………………………16, 20, 117
気（チー）………………………52	自分の肌を守る …………119-120	有毒物質 ……………………8, 10
を高める ……………………59	によいジュース ………………80	**よ**
チェックリスト	によい精油 ……………………83	腰痛に効く運動 …………………43
あなたの居住環境 ……………22	鼻で呼吸する …………………32	ヨーガ …………………………38-41
あなたの心の汚れぐあいは？…61	鼻の病気に効くジュース ……80	注意 ……………………………39
あなたの職場の環境 …………25	跳ねる ……………参照→リバウンド運動	太陽礼拝 ………………39, 40-41
食物過敏症 ……………………19	バランス ………………………63	の種類 …………………………38
食べ物と飲み物 ………………14	**ひ**	**ら・り・ろ**
腸 ……………………………11, 83	ビーツジュース ………………81	ラドン ……………………………26
て	否定的な自己対話 ……………68	利尿効果 …………………………83
低血圧に効くジュース …………80	美容用品 …………………117, 119	リバウンド運動 ………………44-47
低刺激性化粧品 …………………119	ナチュラルな美容用品の作り方…118	付記／注意 ……………………44
デトックス	ピラーテ ………………………50	リラクセーション ………………64
が効く病気や症状 ……………74	瓶詰めの水 ……………………17	リラクセーション反応 …………38
が心と魂に及ぼす効果 ………74	**ふ**	リンパ／リンパ系 …………10, 28, 77
が魂に及ぼす効果 ……70, 74, 75	風水 …………………………56, 58	に効く運動 ……34, 42, 44, 48-49, 51
呼吸法 …………………………33	プラーナーヤマ ……………30, 39	老廃物の排出 …………………10, 11
長期的な …………………112-113	の基本的な呼吸テクニック …31	
デトックス中の基本的な食料品ストック…89	の古典的なテクニック ………32	
デトックス中の日課 …………89	風呂（バス）………………77, 82	
に向かない時 …………………75	アロマバス …………………77, 82	
のための運動 ………………28-51	エプソムソルトバス …………78	
の必要性 ………………………8	サイダービネガーバス ………79	
のための食事 ………………84-87	スチームバス（トルコ風呂）…78	
デトックスプログラム	ソルトマッサージバス ………78	
1ヶ月の ………72, 76, 88-89, 90-107	ミネラルバス ………………78, 89	
週末の …………………108-111	**へ**	
電磁波 …………………………23	部屋に香りを放つ ……………82	
と	便秘に効くジュース …………80	
毒性の強い塗料 …………………23	**ほ**	
トランポリン（リバウンダー）…44	放射線照射 ……………………16	
トングレン ……………………70-71	ボディーラップ ………………79	
な	**ま**	
内的なエネルギーの運動 ………42	マインドフルネス …………65, 67	
ナチュラルな解毒システム …10-11	のテクニック …………………67	
ナチュラルな常備薬 …………115	マッサージ …………………82, 99	
に・ね	マニュアル・リンフ・ドレネージ（MLD）	
ニコチン …………………………20	………………………………99	
燃料 ………………………………23	**み**	
の	水 …………………………………17	
農薬（殺虫剤）	1日に飲むべき量 ………………90	
家庭・園芸用の ………………24	を浄化する方法 ………………17	
食品中の ………………………15	**む・め**	
は	無酸素運動 ………………………28	
バークフラワー治療薬 …………71	瞑想 ………………………………64	
肺 …………………………………10	基本的な訓練 …………………64	
を強くする運動 …………33, 43	的なエクササイズ ……………28	
排出システム ……………8, 10-11		

謝辞

まず御礼を述べたいのは、The Nutrition ClinicのAntony HaynesとSue Westonのおふたりです。Antonyにはデトックスプログラムのチェックと貴重な提案を戴きました。Sueには気功と心の毒素を扱った部分について助言を戴きました。

そして、私が長年にわたってお知恵を拝借してきた数多くの療法家やプラクティショナーの方々に深謝の意を表したいと思います。Fiona ArrigoのStop the Worldという卓抜なプログラムによって、私はデトックスに目を開かれました。さらに、Nicola Griffin、Lynne Crawford、Tyringham Hall Naturopathic Clinicのスタッフの皆様にも。

また、ガイア社の皆様に心からなる感謝を捧げます。とりわけ、この企画にご尽力くださったPip MorganとPhil Gambleに。そして、常に円滑な進行に努めてくださったEleanor LinesとLyn Hemmingに。

最後に、文筆にたずさわる者が持ち得る最良のエージェントであり、友であるJudy Chilcoteに、いつもながらの数え切れない「感謝のとき」を捧げます。

産調出版の本

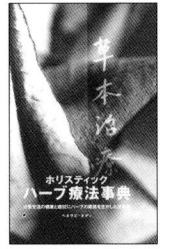

ホリスティックハーブ療法事典
日常生活の健康と症状に
ハーブの薬効を生かした決定版
ペネラピ・オディ 著

体の組織や一般的な病気別に解説。各症状に役立つ簡単なハーブ治療薬の作り方／家庭で利用できる薬効のあるハーブ150種類以上を記載。主要な薬理作用や健康維持に役立つ特性／簡単なハーブ治療薬および家庭用ハーブ救急箱の作り方。

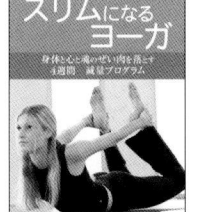

本体価格2,200円

スリムになるヨーガ
身体と心と魂のぜい肉を落とす
4週間減量プログラム
シーリア・ホア 著

ダイエットとリバウンドの果てしない繰り返しを断ち切る画期的な方法を紹介。ぜい肉を落とす食事と代謝を最適化するヨーガのプログラムは、体形を美しく整え、精神を鍛える。

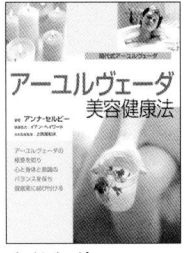

本体価格2,600円

アーユルヴェーダ美容健康法
永遠の健康美を保つ
真のアンチ・エイジング
アンナ・セルビー 著
上馬場和夫 日本語版監修

はじめての人でも自宅でできるアーユルヴェーダの実践法をわかりやすく紹介。自分のドーシャを知ろう／ホームスパ／ヨーガの大切さ／食事による健康法／トリートメントによる健康法など。

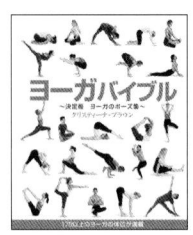

本体価格2,900円

ヨーガバイブル
170以上のヨーガの体位が満載
クリスティーナ・ブラウン 著

オールカラー400頁であらゆるヨーガのポーズを紹介。ハタヨーガはもちろん、アシュタンガヨーガ、クンダリニーヨーガの特徴がよくわかる決定版。

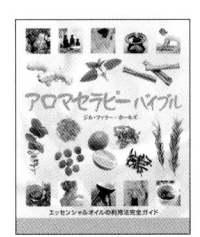

本体価格2,600円

アロマセラピーバイブル
エッセンシャルオイルの利用法
完全ガイド
ジル・ファラー-ホールズ 著

一般に使われているほとんどのエッセンシャルオイルについて理解可能、一覧表は簡単かつ利用しやすい形式で不可欠な情報を網羅した完全版。様々なケースに対応する実践の章では、チャクラや占星術にも触れる。

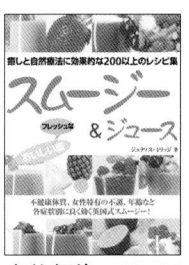

本体価格2,600円

スムージー＆ジュース
癒しと自然療法に効果的な
200以上のレシピ集
ジュディス・ミリッジ 著

元気が出ない、ニキビ対策、妊娠中の不調や呼吸器や消化器の疾患などの諸症状に、手づくりのスムージーやジュースは効果抜群。ここで紹介するレシピは、どれも簡単に作れて、市販のパックや缶入りのものとは、効能と美味しさが全く違う。

本体価格1,600円

---

the detox plan
体の毒素を取り除く 新装普及版

発　　行	2006年4月20日
本体価格	2,400円
発行者	平野　陽三
発行所	産調出版株式会社
	〒169-0074 東京都新宿区北新宿3-14-8
問合せ	TEL.03(3363)9221　FAX.03(3366)3503
	http://www.gaiajapan.co.jp

Copyright SUNCHOH SHUPPAN INC. JAPAN2006
ISBN 4-88282-475-2 C0077
落丁本・乱丁本はお取り替えいたします。
本書を許可なく複製することは、かたくお断わりします。
Printed and bound in China

著　者：ジェーン・アレクサンダー
（Jane Alexander）
健康ジャーナリスト。代替医療関連の著書多数。主な著書に『Supertherapies』『The Natural Year』『Spirit of the Home』など。

翻訳者：竹田　悦子（たけだ　えつこ）
東京外国語大学外国語学部フランス語学科卒業。高校教諭を経て現在、フリーの翻訳家・日本語教師。訳書に『ヨーガ本質と実践』、『レイキを活かす』『ヘッドマッサージ』（産調出版）など。